ぼけずに楽しく長生きする方法

認知症になる48の悪い習慣

精神科医／認知症サポート医
岩瀬利郎

WANIBOOKS

はじめに

先日、東京近郊のある私鉄に乗っていたところ、ちょっと興味深い光景に出くわしました。いわゆる「優先席」に、いち早く大学生風の若い男性が座ったのですが、その直後、杖をついたお年寄りが、いかにもお怒りのような感じで近寄り、彼の座った近くの電車の床を、もっている杖で強く叩いたのです。

ドンとかなり大きな音がして、びっくりした若い男性はすぐに席を立ちました。その空いた席にお年寄りは座り、舌打ちをして、やれやれといった感じで何か呟いていました。

私はこれを見て、確かに、優先席に我先に座った若者の行為は、問題かもしれませんが、同時に、このお年寄りの行動にもいささか疑問をもちました。なぜなら、若い男性の座った隣の優先席のシートは、空いていたからです。

私の理解では、「優先席」は、若い人が座ってはいけない席というわけでなく、「空いていれば座ってもいい」（違っていたらごめんなさい）というものでしたので、そのお年寄りも、なにも杖で叩かなくても、黙って隣の席に座ればよかったのではないか（それは自分の目指した最初のシートではないかもしれないですが）と思ったわけです。

最近、電車や駅のホーム、飲食店、デパートなどでは、杖をついたお年寄りを見かけることが非常に多くなりました。かつてたくさん見かけた子どもは街中にもうあまりおらず、若者が遠慮がちにカフェで勉強しています。日本が世界最高レベルの少子高齢化社会に突入しつつあるというのを、私も肌で日々実感しています。そして冒頭のような「事件」も、我が国のあちこちで起きている、日常茶飯的なものになっているのかもしれません。

私はこの「事件」のことを後で思い返してみて、しかし別の見方もできるのではないかと思いました。つまり、杖をついたお年寄りは、この本のなかで説明している、いわゆる「前頭側頭型認知症」になりかかっていて、些細なことで怒りやすくなっているので、行動の制御がきかなかったのかもしれない。また認知症になると「視空間認知」という、目で見て空間を認識する能力が弱まるので、隣のシートが空いているのに、気づかなかった可能性もあるなと考えました。

そうなると、このお年寄りの行動を、大人気ないなどと非難するのも、的外れということになります。

そして、このような「事件」の一因が認知症にあるのであれば、認知症を予防するということは、とても大きな意味のあることだと思うのです。

前著『発達障害の人が見ている世界』（アスコム）では、発達障害の方の考え方や世界の見え方を知ることで、当事者と周囲の人とのコミュニケーションがスムーズになるということを書きました。

この本では、認知症の方の考え方や世界の見え方を適宜紹介しつつ、まず認知症の一般的な解説をします。そして次に本書の中心テーマとなっている、認知症の予防法として「何をしないといいのか」を食事と生活習慣に分けて解説していきます。その後、認知症の予防として家族ができることを説明し、最後に相談先としての社会資源を紹介しています。

以上のような構成ですが、読者の皆さんのＴＰＯに応じて、興味をもったところから読み始めていただいて、十分に話が通じる構成にしたつもりです。

この本は、「事件」の登場人物を代表とする、若い人やお年寄りたちが、「優先席」であるかどうかにかかわらず、気持ちよく電車の席を譲り合っていけるような、そういう共生社会を目指す一助にしたいと思って書きました。

どこまでその目的に迫っているのかは、読者の皆さんの評価を待ちたいと思います。

令和５年初夏

精神科医／認知症サポート医　岩瀬利郎

心あたりのある人は要注意!

認知症リスクチェックリスト

まずは、認知症リスクが高い症状・兆候を見ていきます。チェックリストで該当するものにチェックを入れてみてください。チェックが入る＝認知症になるとは限りませんが、これらをやめることは、認知症予防につながるといえます。チェックが多いほど認知症になるリスクをたくさんもっているということ。生活を見直し、認知症になるリスクを減らしていきましょう。

からだの健康

□	ものをどこに置いたかよく忘れる	14ページ
□	耳が遠い、音が聞こえにくい	94ページ
□	血圧が高い	50ページ
□	太っている、メタボである	60ページ
□	血糖値が高い	54ページ

知的活動・コミュニケーション

□	これといった趣味がない	98ページ
□	新しいことにチャレンジするのが嫌い	110ページ
□	誰とも話さない日がよくある	96ページ
□	外出が面倒だと感じる	100ページ

こころの健康

日々の生活

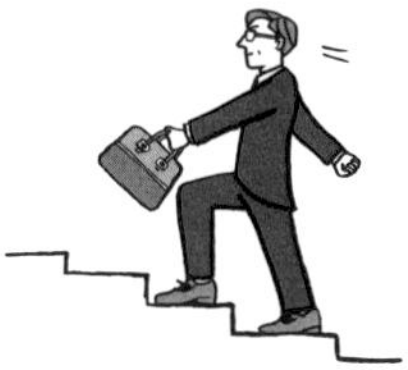

3章 認知症予防のためにやめたほうがいいこと② ［生活習慣編］

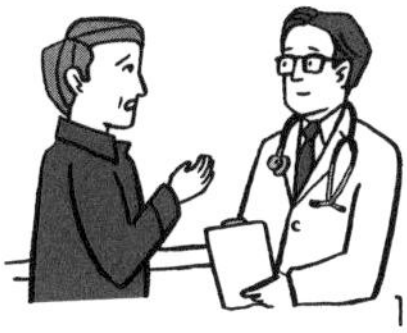

4章 予防に関して周囲の家族ができること

5章 もしも認知症の兆候が現れたら

1章

そもそも認知症ってどんな病気？

認知症と「加齢によるもの忘れ」は違う

65歳以上の5人に1人が認知症になる

「もしも認知症になったらどうしよう……」。誰もがそのような不安を抱いたことがあるでしょう。

日本では高齢化が進むとともに認知症を発症する人も増加しており、厚生労働省の調査によると、65歳以上の人のうち認知症を発症している人は、2012年時点で約462万人に上ると明らかになっています。2025年にはその数が730万人に増加し、65歳以上の5人に1人が認知症を発症すると推計されています。

そもそも認知症とは後天的な脳の障害によって認知機能が低下し、日常生活に支障をきたしている特有の症状や状態を指します。

認知機能の障害

複雑性注意	通常の作業に時間がかかる、誤りが増える、複数の刺激のある環境で困難が増す　など
実行機能	多くの段階をふむ計画を完了するのが困難、整理や計画に疲労を感じる、柔軟な対応が困難　など
学習と記憶	同じことを繰り返し言う、最近会った人の名前を思い出せない　など
言語	さっと言葉が出てこない、流暢に喋れない　など
知覚・運動	道に迷う、空間作業、描画、模写が困難　など
社会的認知	自分の感情や欲望を抑制できない、みんなで協力し、物事を行うことができない　など

出所：医学書院「DSM-5 精神疾患の診断・統計マニュアル」

年齢を重ねると誰でも、思い出したいことがすぐに思い出せなかったり、新しいことを覚えるのが困難になったりしますが、こうした「加齢によるもの忘れ」と「認知症によるもの忘れ」は異なります。たとえば、朝ごはんを食べたがおかずは何だったか思い出せないのが加齢によるもの忘れで、朝ごはんを食べたこと自体を忘れてしまうのが認知症によるもの忘れです。

また、認知症の症状はもの忘れに限りません。新聞を読むのにすごく時間がかかるようになったり（複雑性注意の低下）、効率よく物事を行えなくなったり（実行機能の低下）と、さまざまな局面で「日常生活を送るのが困難」だと感じるようになります。

認知症の種類

認知症は主に4種類ある

認知症にはさまざまな種類がありますが、私たちが罹患する可能性が高いのは、「アルツハイマー型認知症」「血管性認知症」「レビー小体型認知症」「前頭側頭型認知症」の4種類です。

ざっくりとしたイメージでは、認知症を発症した人のおおよそ30％はアルツハイマー型認知症、20％は脳血管障害を伴うアルツハイマー型認知症です。これだけで全体の半分を占めます。残り20％が血管性認知症、20％はレビー小体型認知症、5％は前頭側頭型認知症、5％がそのほかの認知症だと推測されます。ただし、アルツハイマー型認知症と血管性認知症は合併することも多いので、正確な割合については議論があります。

65歳以上の認知症患者の推定人数・有病率

2025年には高齢者5人に1人、実に20%が認知症になる（推計）

	2012年	2025年	2050年
各年齢の認知症有病率が一定の場合の将来推計人数（率）	462万人（15.0%）	675万人（18.5%）	797万人（21.1%）
各年齢の認知症有病率が上昇する場合の将来推計人数（率）		730万人（20.0%）	1016万人（27.0%）

このまま増え続けると高齢者の30%近くが認知症になる

出所：内閣府「平成29年版高齢社会白書」

アルツハイマー型認知症の特徴

各症状の特徴を見ていきましょう。

アルツハイマー型認知症は、脳内にアミロイドβやリン酸化タウというたんぱく質が蓄積されることで、神経細胞が死んでしまい、脳が委縮すると考えられている認知症です。**ゆっくりと進行し、認知機能全般に症状が起こるのが特徴です。**

なぜアミロイドβやリン酸化タウが脳内に蓄積されてしまうのか、その原因はよくわかっておらず、また、アミロイドβやリン酸化タウ自体が原因なのかもはっきりとはわかっていません。ただ、アルツハイマー型認知症の人の神経細胞を見てみると、神経細胞のなかにリン酸化タウ、外にアミロイドβが蓄積しているのが確認できていることから、「アミロイドβがタウをリン酸化し、両者が脳を委縮させる原因なのだろう」と考えられています。

血管性認知症の特徴

血管性認知症とは、脳卒中や脳出血といった脳の血管障害が原因で起こる認知症です。脳の血管が詰まって脳の一部に血が流れなくなり、その結果その部分の脳の働きが消えてしまったり、脳の血管が破れて出血し、その部分の脳細胞が溜まった血液によって圧迫されたりして、症状が現れます。

大きな脳梗塞や脳出血を起こしたときに急激に認知症が発症すると考えがちですが、人は誰しも加齢とともに小さな脳梗塞が見られるようになります。先ほど、「アルツハイマー型認知症と血管性認知症を併発していることもある」とお話ししたのは、そのためです。本人も自覚しないうちに小さな脳血管障害を頻繁に繰り返すことで徐々に認知症が進んでおり、検査をした結果、アルツハイマー型認知症と併発していると診断されることが多いのです。

レビー小体型認知症の特徴

レビー小体型認知症とは、顕微鏡で「レビー小体」という所見として現れる、αシヌクレインというたんぱく質が大脳の神経細胞内に蓄積して起こると考えられている認知症です。アルツハイマー型認知症同様、レビー小体が蓄積する原因は未だ解明されていません。

症状としては、はっきりとした幻視が出現するのが特徴です。実際にはいないのに「家に女の子がいる」などと訴えるようになったら、この認知症を疑います。

また、手のふるえ、動作緩慢などのパーキンソン症候群を合併していたり、症状がよくなったり悪くなったりと一日のうちで体調に波があったり、就寝中に夢にうなされて周りのものを殴る・蹴るなどの激しい動作が見られたりするのも特徴です。

前頭側頭型認知症の特徴

前頭側頭型認知症とは、ピック球という所見として知られる異常たんぱく質などが、神経細胞内に蓄積することで発症する認知症です。

名前のとおり、認知機能や運動機能を司る前頭葉と、聴覚などの認知や記憶機能を司る側頭葉を中心に脳の委縮が起こる症状です。そのため、言語障害が目立つのが特徴です。

また、「社交的な性格だった人がふさぎがちになった」「おだやかだった人が怒りっぽくなった」などといった人格の変化が見られます。こだわりが強くなるのもこの認知症の特徴で、「台風で天気が大荒れなのに日課の散歩に行こうとする」など、どのような状況でも〝いつもやっていること〟を遂行しようとする様子も現れます。

手術で治る認知症もある

ここまで紹介してきた4種類の認知症のほかにも、歩行障害や失禁などの症状が出る「正常圧水頭症」や、めまい、しびれ、起立・歩行障害などの神経症状から始まる「プリオン病」という認知症もあります。これらは発症頻度が全体の5％以下と少ないです。なお、正常圧水頭症は手術により治せる認知症です。このように、手術で治療できる種類の認知症もあります。しかし、基本的には一度発症すると「進行を遅らせる」ことしかできないのが、今の認知症治療の実状です（28ページ参照）。

4つの主な認知症

種類	原因	特徴
アルツハイマー型認知症	・脳内にアミロイドβやリン酸化タウが蓄積されて神経細胞が死んでしまい、脳が委縮し発症	・ゆっくりと症状が進行する ・認知機能全般に症状が起こる
血管性認知症	・脳梗塞や脳出血などの脳血管障害によって発症	・本人も自覚しないような小さな血管障害が起こるたびに、症状が段階的に進行する ・アルツハイマー型認知症と併発していることもある
レビー小体型認知症	・αシヌクレインが脳内に蓄積されることで発症	・はっきりとした幻視が出現する ・体調に波があったり、睡眠中の激しい動作が見られたりする
前頭側頭型認知症	・脳の前頭葉や側頭葉が委縮することで発症	・言語障害が顕著 ・人格が変わる ・こだわりが強くなる

その他の認知症

正常圧水頭症：歩行障害や失禁などの症状が出る
手術によって治すことができる
プリオン病：「プリオン」という感染性のたんぱく質によって起きる

正常圧水頭症は手術により治せるが、基本的には一度発症すると治せず、進行を遅らせることしかできない

軽度認知障害なら回復の可能性がある

認知症の一歩手前の「軽度認知障害（ＭＣＩ）」

加齢とともにもの忘れの症状が出てくるのは自然なことなので、早期から認知症だと気づくのはむずかしいかもしれません。ですが、軽度認知障害（ＭＣＩ）の状況であれば、回復可能です。

ＭＣＩとは、本人もまわりの人ももの忘れが増えていることに気づいているが、そのほかに症状はなく、日常生活や社会生活には支障がない状態のことです。

厚生労働省が２０１４年に行った調査によると、65歳以上の人のうち認知症患者は約４６２万人、ＭＣＩは約４００万人であることがわかっています。双方合わせるとその数は約８６２万人にのぼり、65歳以上の４人に１人が認知症もしくはＭＣＩとい

MCIの特徴

- 記憶障害の訴えが本人または家族から認められている
- 日常生活動作は正常
- 表層的認知機能は正常
- 年齢や教育レベルの影響のみでは説明できない記憶障害が存在する
- 認知症ではない
- 年間で約10％が認知症に進展

日常生活や社会生活に支障はないものの、
もの忘れが増えていて本人も周囲の人もそれに気づいている状態

↓

MCIから健常状態に戻る可能性は高いため、早めの受診を！

うことになります。

MCIは〝認知症になる一歩手前〟です。ホルモン異常などの病気（内分泌疾患）やうつ病がMCIの誘因になる可能性も考えられており、これらの病気に対して適切な治療をすることで認知機能も健常に戻る場合があります。MCIの状態から認知症のステージに進行する割合は1年で約10％とされています。その一方で、MCIの状態から健常状態に戻る確率は14～44％というデータもあります。

そのため、少しでも異変を感じたら病院を受診するようにしましょう。

認知症の症状

認知症による2つの症状

認知症の症状は大きく分けて、「中核症状」と「行動・心理症状（ＢＰＳＤ）＝周辺症状」という2つの症状があります。ＢＰＳＤは、行動・心理症状を表すBehavioral and Psychological Symptoms of Dementiaの頭文字による略称です。

中核症状は認知機能そのものから起きるもの、周辺症状は中核症状から起きる二次的なものを指します。

実際にどのような症状があるのか、見ていきましょう。

認知機能に障害が現れる中核症状

認知症は加齢によって神経細胞が消えて脳が委縮したり、病気などによる脳の障害

中核症状の例

①記憶障害
直前のもの忘れ（食事をしたこと自体忘れる、同じことを何度も言う）

②見当識障害
時間・場所・人物がわからなくなる（自分の年齢がわからなくなる、孫を息子と認識する）

③思考力・判断力の障害
思考力・判断力の低下（会話を理解することができず、つじつまの合わないことをいう）

④実行機能障害
物事の手順がわからなくなる（複数の料理を同時に調理できない、計画的な買い物ができない）

で脳の細胞が壊れたりすることで発症します。そして、これらによる**認知機能の障害そのものから起きる症状を「中核症状」**といいます。

中核症状にも、直前のことを忘れてしまう「記憶障害」、時間や場所、人物がわからなくなる「見当識障害」、思考の連続性がなくなる「思考力や判断力の障害」、物事の手順がわからなくなる「実行機能の障害」があります。

具体的には、「約束を忘れて反故にしてしまうことが頻繁にある（記憶障害）」「自分が今何歳なのかがわからない（見当識障害）」「会話を理解できず、つじつまの合わない発言が増えた（思考力や判断力の障害）」「今までできていた掃除や洗濯などの家事が少しずつできなくなっていった（実行機能の障害）」というような症状が、それぞれ該当しています。

周辺症状は二次的な症状

周辺症状は、周囲の不適切なケアや身体の不調や不快感、ストレスや不安などの心理状態が誘因となって現れるものです。中核症状を「一次的要因」として、そこに身体的要因や心理社会的要因、環境要因などが作用することで起こります。つまり、二次的な症状です。

具体的には、「徘徊する」「興奮したり、暴言や暴力が見られる」「焦った様子がある」などの行動症状と、「怒りっぽくなる」「妄想がある」「意欲がなくなり元気がない」などの心理症状があります。

たとえば、認知症の初期に多く見られる「もの盗られ妄想」。これは、本人がもの

周辺症状の例

心理症状	行動症状
・不安・抑うつ	・暴力・暴言
・妄想	・徘徊
・幻覚	・不潔行為
・誤認	・介護拒否
・睡眠障害	・異食・過食
など	など

をしまった場所を忘れてしまう、つまり中核症状の「記憶障害」が原因なのですが、記憶の欠落が増えると、ものが見つからないときに「自分のものがないのは、ほかの誰かが盗んだに違いない」というように考えるようになり、被害妄想（周辺症状の「心理症状」）に陥ってしまいます。

周辺症状は、身体状況や環境、周囲の対応の仕方など、さまざまな要因によって生じます。また、認知症の経過中に一時的に生じるものです。そのため第一には薬物療法ではなく、介助者が本人の自尊心を傷つけない対応を心がけたり、介助者が心情や身体状況にも配慮したりすることで改善が見られます。

認知症は薬では治せない

認知症の進行を止める薬はない

認知症とは、脳の神経細胞が死んでしまうことで脳の処理機能が低下する病気だと説明しました。2023年8月現在、神経細胞を再生させたり、神経細胞が死ぬのを防いだりする薬はまだ開発されておらず、認知症の進行そのものを止められる薬はないのが現状です。今、日本で処方されている薬にはドネペジルやガランタミン、リバスチグミン、メマンチンの4種類があります。いずれも**脳内に残っている神経細胞ができるだけ長く働くようにする薬**ですが、反対にいえば、進行を遅くする効果しか期待できないということです。

しかし、新薬の開発も進んでいます。

2023年7月には、アメリカの医薬品メーカー・バイオジェンと日本の製薬会社・エーザイが共同開発した新薬「レカネマブ」がFDA（アメリカ食品医薬品局）に正式に承認され、同年8月には日本でも厚生労働省の専門部会で承認が了承されました。この薬にはアルツハイマー型認知症の原因と考えられているアミロイドβを減らす作用が認められており、早期アルツハイマー型認知症の進行を抑えることが期待されています。

ただし、**アミロイドβが脳内に溜まり始めるのは、認知症を発症する20年以上前から**だと考えられています。もの忘れなどの症状に気がつくころには、脳内に大量のアミロイドβが蓄積しているのです。

また、すべての人が加齢とともに脳内のアミロイドβが増加するわけではないので、薬の投与が必要な人を見つけなければなりません。現状、脳内にアミロイドβが増加しているか否かは、脳の機能を画像化する「PET」という検査で調べられるのですが、高価かつ少し身体に負担のかかるものです。そのため、薬を使って認知症を予防するのはむずかしいのが現状なのです。

認知症は予防できる

日常生活の改善が予防につながる

認知症は、現状、薬で治せない病気です。

しかし、世界的に権威のある医学雑誌のひとつである『Lancet』で「生活習慣などを改善することで認知症の発症リスクは40％下げられる」と示されているように、日常生活に気をつければ予防できる可能性もあるのです。

認知症に関わる12の因子

2020年の『Lancet』に掲載された、イギリス・ロンドン大学の教授らが書いた論文によると、彼らが、科学的根拠が最も高いとされるメタアナリシス（多くの研究データをまとめて統計解析する手法）で解析を行ったところ、認知症の発症にかかわ

認知症の発症リスク因子

12のリスク因子

45歳未満	45〜65歳	66歳以上
・教育歴（7％）	・難聴（8％） ・頭部外傷（3％） ・高血圧（2％） ・過剰飲酒（1％） ・肥満（1％）	・喫煙（5％） ・抑うつ（4％） ・社会的孤立（4％） ・大気汚染（2％） ・運動不足（2％） ・糖尿病（1％）

・認知症の全症例のうち約40％が12の因子に関連していると推定されている
・12の因子は生活習慣にかかわるものが多く、改善可能なものも少なくない

→ **理論上、日々の生活を見直すことで認知症になるリスクを抑えられる！**

※数字は小数点以下四捨五入

出所：Livingston G, et al.：Lancet.2020；396(10248)：413-446より編集部作成

る12のリスク因子とそれぞれの関係性がわかりました。

この12のリスクのなかで最も大きいリスクは「中年期（45〜65歳）の難聴」（8％）です。難聴のほかにも、喫煙（5％）、抑うつ（4％）、高血圧（2％）などのリスク因子があり、これら12のリスク因子を足し合わせると40％にのぼります。つまり、これらのリスク因子をすべてなくすことができれば、認知症の発症を約4割減らすことができると考えられます。

次のページで、これらのリスク因子を簡単に紹介していきます。

認知症の発症を高めるリスク

日々の生活が認知症につながっている

ここまでで説明したように、一度認知症になったら、その後回復をはかるのはむずかしいのが現状です。そして、認知症の原因もはっきりと解明はされていません。

一方で、認知症のリスクを上げていると考えられる要因はいくつかあります。『Lancet』によって公表されている12の因子が主な例で、**食事や運動など、日々の生活習慣が認知症リスクにつながっていると考えられるのです。**

それでは、どのような生活をすると、認知症になりやすくなるのでしょうか。12の因子と、私が考えるもうひとつの要因について、まずは簡単に説明していきます。

リスク① 飲酒

適切な量を超える飲酒は、脳に悪影響を及ぼし、認知機能の低下をもたらします。中年期（45〜65歳）に適度な飲酒量を守らなかった場合、そうではない場合を1倍と考えたとき、認知症の発症リスクは1・2倍になります（46ページ参照）。

リスク②　喫煙

たばこはがんの罹患率だけでなく、認知症の発症リスクも高めるものです。喫煙者で高齢期（66歳以上）になっても喫煙を続けている場合、喫煙しない場合を1倍としたとき、認知症の発症リスクは1・6倍になります（84ページ参照）。

リスク③④　糖尿病・肥満

糖尿病や肥満があると、脳に運ばれるインスリンの量が減り、アルツハイマー型認知症を引き起こすといわれています（54、60ページ参照）。

リスク⑤　高血圧

高血圧により脳出血が起こると、認知症発症リスクが高まります。出血した部位の脳機能が失われ、血管性認知症を引き起こすのです。血栓による脳梗塞の後遺症として認知症のような症状が起こることもあります（50ページ参照）。

リスク⑥ 頭のケガ

脳震盪や頭蓋骨骨折などの頭のケガも認知症リスクになります。中年期（45～65歳）に頭のケガをすると、同時期に頭のケガをしなかった場合と比較して、認知症の発症リスクは1・8倍に高まります。

リスク⑦ 運動不足

運動も脳を使う活動です。高齢期（66歳以上）に運動不足だと、運動不足でない場合を1倍としたとき、認知症の発症リスクは1・4倍になります（86ページ参照）。

リスク⑧ 難聴

2017年と2020年に『Lancet』に掲載された論文によると、認知症の人と難聴の人の間には非常に強い相関があると報告されました。実際、難聴のある人が認知症になるリスクは、難聴のない人よりも1・9倍高いというデータとなっています（94ページ参照）。

リスク⑨ 社会的孤立

社会的孤立がない場合を1倍とすると、高齢期（66歳以上）で社会的に孤立してしまうと、認知症の発症リスクは1・6倍に高まるといわれています。コミュニケーションをとる機会の有無は、認知機能の維持に大きく関わるのです（96ページ参照）。

リスク⑩ うつ病

気分が落ち込んで何をしても楽しくない、何もやる気にならないと感じてしまうような「抑うつ気分」のときは、脳の働きが鈍くなっています。

高齢期（66歳以上）に抑うつ気分（うつ病）になったなら、抑うつ気分がない場合を1倍としたとき、認知症の発症リスクは1・9倍に高まります（108ページ参照）。

リスク⑪　教育歴

子ども時代に教育を受けていないと、子ども時代の教育を受けた場合を1倍としたとき、認知症の発症リスクは1・6倍に高まるといわれています。脳は生まれてから成人する少し前にかけて大きく成長するのですが、この期間にしっかり勉強しておくことで認知予備能（若いうちの認知機能）が高まり、それによって認知症になるのを遅らせられると考えられているためです。

認知症の発症リスクにならない十分な認知予備能は中学卒業レベルといわれています。日本には義務教育があるため、ほとんどの日本人はこの基準をクリアできているでしょう。

リスク⑫　大気汚染

車の排ガスや薪暖炉などで出た窒素酸化物やＰＭ２・５は、認知症のリスクを増加させます。

とはいえ、日本に住んでいる場合には大気汚染が認知症発症リスクを高めることはあまりないでしょう（１０２ページ参照）。

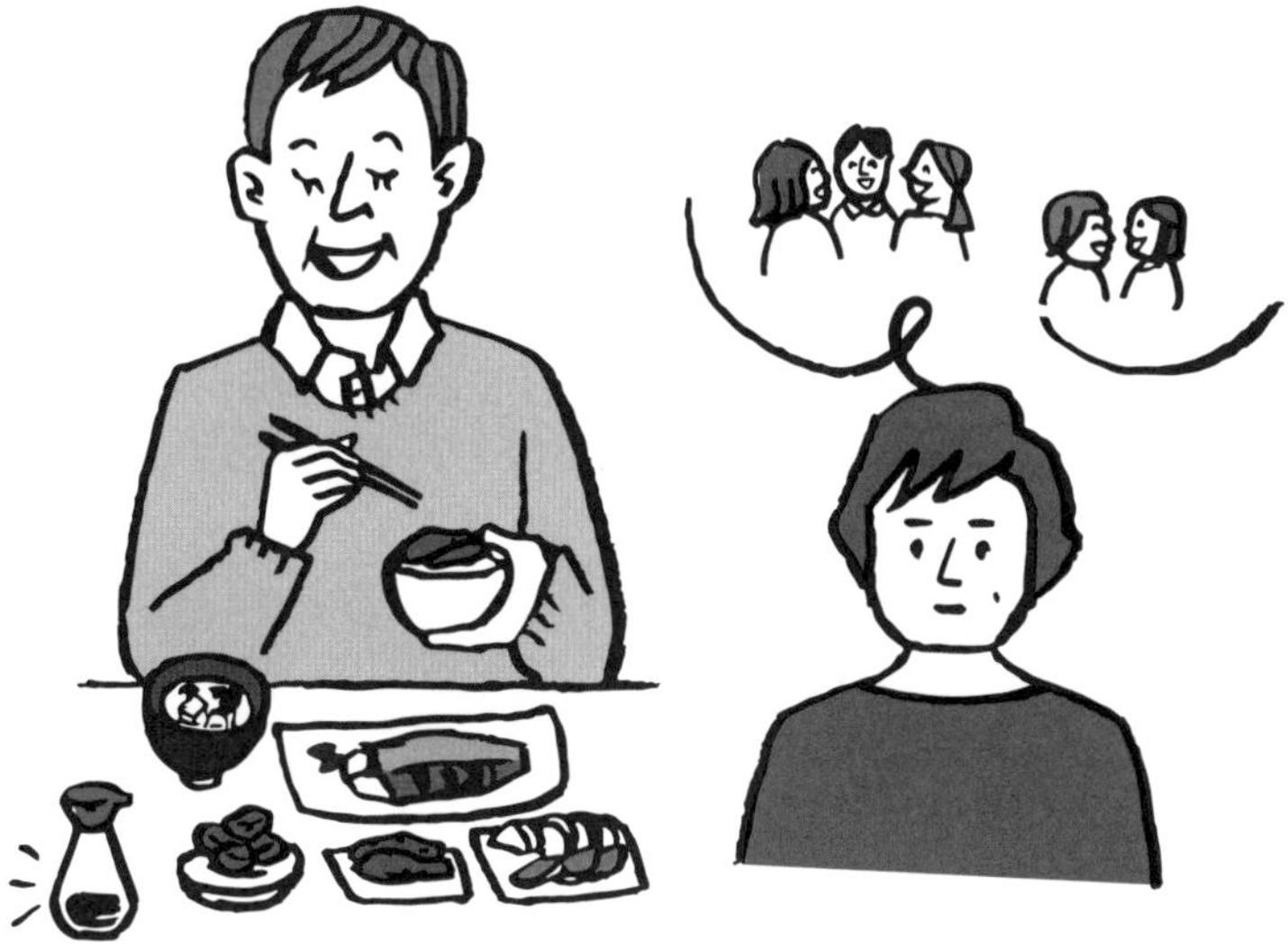

リスク⑬ 浅い睡眠

『Lancet』に掲載された認知症を引き起こす12のリスク因子のほかに、「睡眠」も重要だと考えられています。

アルツハイマー型認知症は脳内にアミロイドβというたんぱく質が蓄積することで発症しますが、睡眠の質が悪い人はアミロイドβが溜まりやすいという研究結果が出ています。つまり、睡眠の質を向上させたら認知症の予防につながるわけです（82ページ参照）。

それでは、次の章からは、やめたほうがよい食事や生活の習慣について、それぞれ見ていきましょう。

Column 1

アルツハイマー型認知症の歴史

■アロイス・アルツハイマー博士と最初の患者

アルツハイマー型認知症を世界ではじめて記載したアロイス・アルツハイマー博士の最初の患者は、発症時推定46歳で、56歳で亡くなったアウグステ・データーという女性です。非常に若く、若年性認知症の症例と考えられます。

アルツハイマー型認知症の人の脳に蓄積している**アミロイドβやリン酸化タウは、顕微鏡で脳の組織を見ると、それぞれ「老人斑」「神経原線維変化」と呼ばれる特有の組織像を**呈することが知られています。1906年のアルツハイマー博士の学会発表に、すでにその記載が「異常な凝集体」「細線維のもつれ」としてなされています。アウグステには記憶障害、言語障害、予測不可能な行動があったとされています。

■時代を経て認知症研究は続く

アルツハイマー博士は新しい病気であると主張しましたが、1910年までに同様の報告は数件しかなく、老年期認知症との区別も曖昧なままほとんど忘れ去られ、かろうじて彼の師であるエミール・クレペリン教授の精神医学の教科書第８版に「アルツハイマー病」という名前は残りました。

時代は下り1980年代――**研究の進展などによって、「アルツハイマー型認知症」の名のもとに老年期の認知症も初老期の認知症も総称される**ようになり、今日のアルツハイマー型認知症研究の隆盛へとつながってゆくのです。

2章

認知症予防のために やめたほうがいいこと①

［食事編］

やめること
01
食事
偏食をやめる

脳はたんぱく質と脂質でできている

ひとえに偏食といっても、好きなものばかり食べてしまう、野菜が苦手で食べられないなど、さまざまな状況が考えられますが、ここでは「栄養バランスが偏っている状態」と仮定します。

野菜が苦手で肉や白米、パンを中心とした食生活の場合、血糖値やコレステロール値が上がり、糖尿病や脳血管障害、心筋梗塞などのリスクが生じます。糖尿病や脳血管障害は認知症になるリスクを高める病です。

一方、野菜ばかり食べていても体によくありません。低たんぱくな食生活となり、筋肉量を維持できなくなります。高齢になるとそれだけで筋肉量を維持するのはむずかしいので、積極的にたんぱく質をとるようにしましょう。

ちなみに、たんぱく質の摂取量が不足していると脳にも悪影響を与えます。脳はたんぱく質と脂質でできているのです。脳の神経細胞のまわりには、ミエリンという神経の電気信号の伝達を促す絶縁体が巻きついています。電線にビニールテープが巻かれているのと同じです。ミエリンは脂質とたんぱく質でできているので、脂は体に必要な要素なのです。

コレステロールの不足も体に悪い

さらにいうと、コレステロールも体に必要な脂質です。たとえば、心身にストレスがかかったときに分泌され、身体を保護する役割を果たすステロイドホルモンは、コレステロールからつくられます。そのため、コレステロールをまったくとらない食生活をしていると、ストレス耐性が弱くなります。また、ミエリンもコレステロールからつくられます。

豆腐などの植物性たんぱく質をメインにとっていると、肉から摂取できるコレステロールが不足してしまうので、高たんぱくな食事を意識するなら、卵黄などの動物性たんぱく質をとるようにしましょう。

やめること

02

食事

夜にコーヒーを飲むのをやめる

就寝前のコーヒーは睡眠不足を招く

カフェインには覚醒作用があるため、飲みすぎると良質な睡眠が阻害されます。睡眠不足が続くと脳内のアミロイドβを排出するメカニズムに悪影響が出て、アミロイドβが溜まりやすくなります。アミロイドβの蓄積がもたらす脳の委縮が認知症を引き起こすと考えられているので、良質な睡眠のためにカフェインの摂取を控えたいものです。カフェインが多く含まれる飲み物としては、コーヒーや玉露が代表的です。

一方で、1日にコーヒーを4、5杯飲んでいる人は、コーヒーを飲まない人に比べてがんの発症リスクが下がるとの報告があります。カフェインには血管拡張作用もあるため、脳梗塞や心筋梗塞の予防に効果的です。

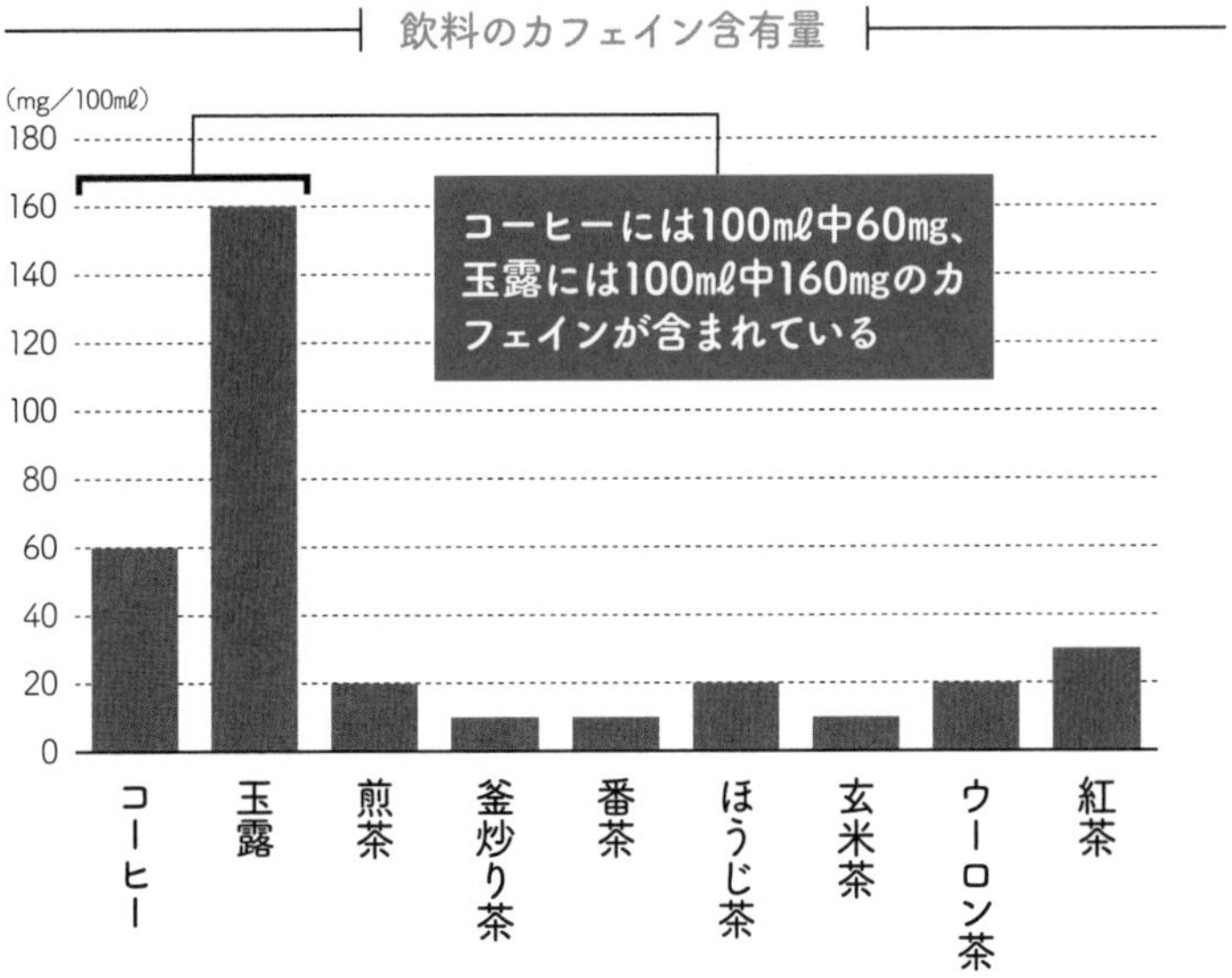

出所：文部科学省「日本食品標準成分表2020年版（八訂）」より編集部作成

また、コーヒーにはポリフェノールの一種であるクロロゲン酸やそれから生成されるカフェ酸も豊富に含まれています。クロロゲン酸には抗酸化作用があるので、私たちの体を酸化から防御してくれます。体が酸化すると、糖尿病や脂質異常症、動脈硬化などを引き起こすので、抗酸化作用がある成分は積極的にとっていきたいものです。

そのため、**コーヒーが好きな人は日中に飲み、夜に飲むのは控える**とよいでしょう。カフェインは摂取後3〜10時間経っても半分は体内に残るので、少なくとも就寝時間の5時間前から、できれば15時以降は飲まないのが理想です。

やめること

03

食事

パンにマーガリンを塗るのをやめる

トランス脂肪酸は心臓に蓄積される

植物油を主原料とするマーガリンには、トランス脂肪酸が多く含まれています。トランス脂肪酸とは、人工油脂をつくる際に大量に発生する成分のこと。常温では液体の植物性脂を、化学処理して固体化したり酸化しにくい性質に変えたりするときにトランス脂肪酸が発生します。

このトランス脂肪酸を摂取すると、主に心臓に蓄積されて心臓病のリスクを高めるだけでなく、認知症のリスクも上昇する可能性があるといわれています。

1961年から九州大学と福岡県久山町が共同で行っている認知症の研究、通称「久山町研究」によると、血液中のトランス脂肪酸の濃度が上昇すると、アルツハイマー型をはじめとした認知症の発症リスクが最大で1・6倍上昇すると考えられています。パンにはマーガリンを塗るのではなく、バターを塗るとよいでしょう。バターのトランス脂肪酸含有量はマーガリンの約4分の1となっています。

パンにつけるのは植物油がベスト

しかし、バターは動物性の脂肪、すなわち飽和脂肪酸であり、飽和脂肪酸は脳梗塞や心筋梗塞のリスクを高めるともいわれています。

牛肉や豚肉についている脂肪を思い浮かべてください。常温でも白く固まっていますよね。常温で固まる動物性の油は当然、体内に入ったときにも血管に詰まりやすいです。

そのため、パンに何か塗って食べたいのであれば、オリーブオイルやアボカドオイル、ココナッツオイルなどの植物油がおすすめです。ちなみに、ジャムは果物を砂糖で煮詰めたものなので糖質が多く、体によいとはいえません。

やめること

04

食事

お酒の飲みすぎをやめる

「適量」の飲酒でも毎晩は禁物

「適切な飲酒量」を超えるようなお酒の飲み方をしている場合、神経細胞が傷つき、脳が委縮するため認知機能の低下をもたらすと考えられています。進行すると、大量のアルコール摂取が原因で「アルコール性認知症」を起こす可能性もあります。

では、「適切な飲酒量」とはどのくらいの量でしょう。

ビールなら中瓶1本（500㎖）、日本酒なら1合、チューハイなら1缶（7％、350㎖）が適度な飲酒量です。1日平均純アルコールで約20g程度となります。また、適切な量のお酒でも「毎日」飲むのは禁物です。最低でも週に1～2日は休肝日を設けたほうがよいでしょう。休肝日はあればあるほどよいですが、週に1日だけお

1日の適切な飲酒量の例

適切な飲酒量＝1日平均純アルコールで約20g

ビール（5％）	中瓶1本（500㎖）	焼酎（25度）	グラス1／2杯（100㎖）
日本酒	1合（180㎖）	ワイン	グラス2杯弱（200㎖）
ウイスキー	ダブル1杯（60㎖）	チューハイ（7％）	缶1本（350㎖）

適切な量でも毎日飲酒するのは避け、週に1～2日は休肝日を設ける

酒を大量に飲むというのも体に悪いので注意してください。

なお、昔は「適度な量のお酒は体に好影響を与える」といわれていましたが、研究が進み、現在では「お酒はできるだけ飲まないほうがよい」という結果が出ています。

また、**お酒は、バランスのよい食事とともに摂取する**ことを意識しましょう。お酒とおつまみだけで夕飯をすませている場合、栄養不良になりかねません。アルコールと偏った栄養摂取は、記憶障害や見当識障害・作話などの症状があるウェルニッケ・コルサコフ症候群という病気を引き起こします。

やめること
05
食事

寝酒をするのをやめる

寝酒は睡眠を妨げる

「ひと息ついてからベッドに入りたい」「夜なかなか寝つけない」などさまざまな理由で寝酒をする人もいるでしょう。おいしいお酒を飲んで今日一日の出来事に思いを馳せる――確かにそのような時間を過ごせば心がやすらぎ、リフレッシュできそうです。

しかし、寝酒は〝睡眠薬〟としてはまったく優れていません。**寝酒は睡眠の質を下げ、かえって目が覚める回数を増やしてしまう**のです。

アルコールは寝ているあいだに体からゆっくり抜けていきますが、その反動で眠りが浅くなります。眠りについてすぐは脳が睡眠状態になる「ノンレム睡眠」となるの

アルコールが与える影響

・アルコールが抜けていく反動で深い眠りが減って浅い眠り（レム睡眠）が増える
・寝酒を続けていると、体が慣れてしまい寝つきをよくする効果がなくなり、不眠の原因になる
・いびきをかきやすくなり、気道が塞がれて一時的に呼吸ができなくなる場合がある（睡眠時無呼吸症候群になりやすくなる）
・利尿作用があるため夜中にトイレに起きる頻度を上げ、睡眠が分断される
・飲酒後すぐに寝るとお酒のカロリーが消費されず、そのまま内臓脂肪に蓄積されていく（メタボになりやすくなる）

など

➡ お酒を飲む際は、適切な量を就寝3時間前には飲み終えるようにする

ですが、時間がたつにつれて浅く、夢を見やすい「レム睡眠」となり、睡眠の質が下がるという実験結果も出ています。

また、寝つきをよくするためにアルコールを飲み続けると、それに体が慣れてしまい、不眠の原因になることもしばしばあります。さらに、アルコールには利尿作用があるため、夜中にトイレに起きる頻度を上げてしまったり、お酒を飲んでからすぐに寝るとお酒のカロリーが消費されず、内臓脂肪に蓄積されたりと、寝酒は「百害あって一利なし」なのです。

お酒を飲みたい場合は、適切な量（46ページ参照）を就寝3時間前には飲み終えるようにしましょう。

やめること

06

食事

味の濃い食べ物をやめる

高血圧が認知症の発端になる

味の濃い食べ物ばかり食べて塩分をとりすぎると、高血圧につながります。口から摂取した塩分は胃腸に入り、そこから血管内に吸収されるのですが、血液中の塩分濃度が上がると、その濃度を薄めようと血管内の水分を増やす働きが生まれます。その結果、血管を流れる血液の量が増え、細かい血管にかかる圧力が高まることで、血圧が上がるのです。

血管が圧力に耐えられなくなると、破れて出血してしまいます。脳内で出血が起こると、溜まった血が固まって脳を圧迫するとともに、破れたところより先の部分への血液供給が途絶えます。このような出血や、動脈硬化によって血管が詰まり、脳細胞が死んで、脳機能が失われることで引き起こされるのが、血管性認知症です。

食材のうま味を活かした食事に変える

一般的に高血圧だといわれるのは、上が135㎜Hg以上、下が85㎜Hg以上の血圧値です。年齢とともに自然と血圧は上がってくるものですが、高血圧と糖尿病は合併する頻度が高く、合併すると動脈硬化が急速に進むので注意しましょう。

血圧を下げるためには、第一に減塩が効果的です。

日本人の1日あたりの塩の摂取量は10〜12gといわれており、世界保健機関（WHO）が摂取目標と定めた5gや日本高血圧学会が推奨する6gという基準の2倍近くを摂取しています。味噌や醬油など、和食の基本となる味つけに塩分を多く使用することや、漬物や味噌汁など日常的に塩分をたくさん摂取する食生活が影響していると考えられているので、普段の生活から減塩を意識するとよいでしょう。減塩タイプの調味料を使ったり、スプレーボトルの醬油にして吹きかけるように使ったりと工夫が必要です。また、うま味調味料にも塩分は含まれているので、それらは使用せず、素材の自然なうま味を引き出す調理法を心がけるとよいでしょう。

やめること

07

食事

白米を食べるのをやめる

白米は血糖値を急上昇させる

食後の血糖値やインスリンを大幅に上昇させる食品は、肥満症や糖尿病などの生活習慣病や心臓疾患の発症リスクを高めると考えられています。日本人が主食としている白米も、食後の血糖値を上昇させる食べ物です。

ごはんやパンなど炭水化物が多く含まれる食べ物が口から入ると、食道を通り、胃や十二指腸で消化され、小腸から吸収されます。吸収された糖分はブドウ糖などとして血液中に取り込まれます。血糖値が上がるのはこのときです。

血液中のブドウ糖が増えると膵臓からインスリンが分泌され、インスリンが全身の細胞に作用して、ブドウ糖は肝臓や筋肉、脂肪組織などの細胞に取り込まれます。す

低GIの食品の例

低GI食品は、一般的にGI値が55以下のものを指す

果物	野菜	穀物	乳製品
・りんご ・いちご ・メロン ・グレープフルーツ ・みかん ・アボカド	・葉物野菜 ・ブロッコリー ・ピーマン ・きのこ類 ・大根 ・かぶ ・もやし	・そば ・玄米 ・春雨 ・小麦全粒粉パン	・牛乳 ・チーズ ・ヨーグルト ・バター

低GI食品を食べることで、血糖値が食後急激に上がるのを防ぐことができる → **穏やかに糖分を取り込めるため、糖尿病などの生活習慣病予防に効果的！**

ると、血糖値は食事前の値まで下がる、というメカニズムになっています。
肥満やインスリンの低下により体内でうまく血糖の処理ができなくなると、血糖値が下がらなくなります。その状態が慢性的に続くのが、糖尿病です。そのため、**糖尿病予防には、血糖値が食後急激に上がらない食品をとることが大切**なのです。

食品のうち、血糖値が食後急激に上がるか否かは「GI」という指標で判断できます。GI値とは、食品による食後血糖上昇に与える影響の違いを比較できる指標です。低GIの食品を上手に活用すれば、糖分を穏やかに取り込めるでしょう。

やめること

08

食事

白砂糖を使うのをやめる

認知症は〝脳の糖尿病〟

糖尿病も認知症になるリスクを高める症状のひとつです。

糖尿病とは、膵臓から分泌されるホルモンであるインスリンが十分に働かないために、血液中を流れるブドウ糖が増えてしまう病気です。血糖値が高いまま放置されると、血管が傷つき、動脈硬化が進行し、心臓病や腎不全などといった慢性合併症を引き起こすのですが、脳神経も傷めます。膵臓でつくられたインスリンは血液によって全身に届けられ、神経を保護する方向に働き、アミロイドβをつくりにくくします。また同時に活発化するインスリン分解酵素の働きもあって、アミロイドβを分解しやすく、溜めにくくするのです。そのため、糖尿病になるとアルツハイマー型認知症を引き起こす可能性が高くなるというわけです。

糖尿病と認知症の関係

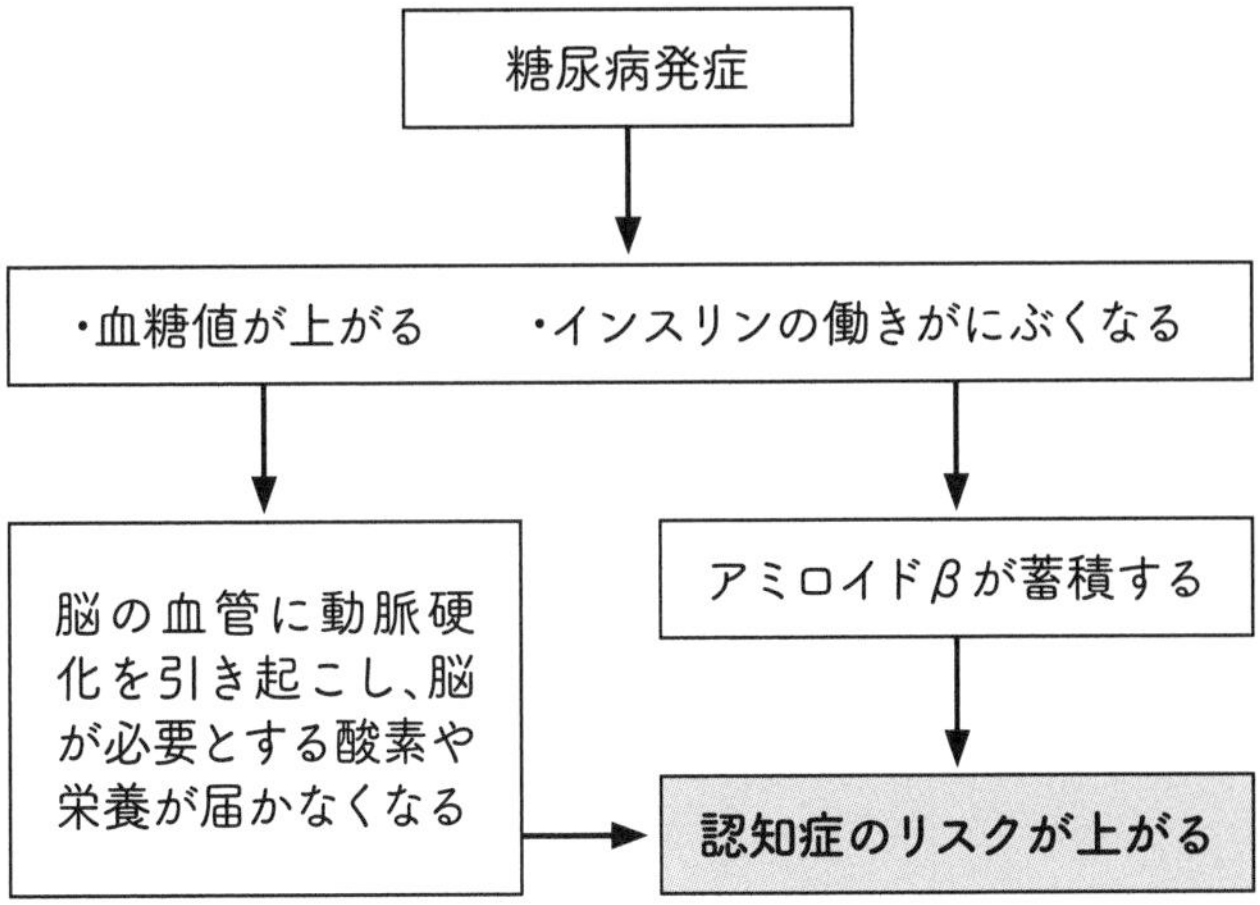
糖尿病発症
・血糖値が上がる
・インスリンの働きがにぶくなる
脳の血管に動脈硬化を引き起こし、脳が必要とする酸素や栄養が届かなくなる
アミロイドβが蓄積する
認知症のリスクが上がる

さらに近年は、高血糖な状況が続くと脳内も高血糖となり、神経細胞が死んでしまうため、認知症を引き起こすともいわれています。認知症は〝脳の糖尿病〟という考え方があるのです。

糖尿病を予防するためには、白砂糖を使うのをやめましょう。精製度の高い白砂糖は黒砂糖のような精製されていない砂糖に比べGI値（53ページ参照）が高く、血糖値を急上昇させます。高血糖の状態が続くと、インスリンの量や働きが不足してしまうので、体が吸収しても**血糖値の上昇がゆるやかな黒砂糖を積極的に使用するとよいでしょう。**

やめること

09

食事

脂肪分の多い肉を食べるのをやめる

“固まる油”は要注意

和牛や豚バラ肉など脂肪分の多い肉は、動脈硬化を起こしやすくします。動物性の脂に多く含まれる飽和脂肪酸は、とりすぎると血液中に悪玉コレステロールを滞らせ、動脈硬化の原因となるのです。脳の細動脈に動脈硬化が起こると脳の血流が悪化し、血管性認知症を発症するおそれがあります。

厚生労働省が定めた日本人の食事摂取基準を見てみると、私たちが摂取するエネルギーのうち脂質を20～30％とるとよいとされていますが、脂質は液体のものをとるように心がけましょう。アブラには常温で固まる「脂」と常温で液体の「油」があり、植物や魚に含まれる油は不飽和脂肪酸です。飽和脂肪酸を控えて、不飽和脂肪酸に置

ビタミンB_{12}が多く含まれる食材

	食材100g(生)	含有量(μg)
魚介類	しじみ	68.0
	あさり	52.0
	はまぐり	28.4
肉類	牛レバー	53.0
	鶏レバー	44.0
	牛ヒレ肉	4.9
海藻類	干しのり	78.0
	味つけのり	58.1
	焼きのり	57.6

レバーの食べすぎはコレステロール値の上昇を招くため、赤身肉がおすすめ

出所:文部科学省「食品成分データベース」

き換える食生活を送ることで、動脈硬化が予防できます。

赤身肉を食べよう

ちなみに、脂肪分の少ない赤身肉は積極的に食べたいものです。赤身肉に多く含まれているビタミンB_{12}は、神経を保護する働きがあります。脳の血流をよくして、認知症機能障害を起こしにくくしてくれる作用があるのです。

ビタミンB_{12}はレバーなどの内臓系の部位にも多く含まれていますが、中高年以上の人は食べすぎるとコレステロール値が上昇しやすくなるので、赤身肉がおすすめです。

やめること
10
食事

ファストフードをやめる

ファストフードは認知症リスクのデパート

ハンバーガーやフライドチキン、ホットドッグなどのファストフードには、認知症発症リスクを高める脂質、飽和脂肪酸、トランス脂肪酸、添加糖、ナトリウムといった成分が多く含まれています。

ファストフードの摂取量が多いほど、肥満やインスリン抵抗性、総コレステロールの上昇などの身体的健康リスクが上昇するともわかっており、認知症予防という観点に限らず、健康全般を考慮すると食べるのを控えたいものです。

貧富の格差が進んでいるアメリカでは、高所得者はレストランなどで栄養バランスに優れた食事をとっている一方で、低所得者はエネルギー量や塩分が高く安価な、ファストフードを食べていることから、低所得者には肥満が多く、糖尿病や脳卒中、脳梗塞になるリスクが高いともいわれています。

料理で脳を活性化させる

手軽さという観点から、ついファストフードを選んでしまう人も多いでしょう。しかし、**料理は脳の活性化のために優れた行為だと考えられている**ので、時間があるときにはぜひ料理をしてください。

料理をするときは、どんな料理をどのくらいの量つくるかという献立づくりから始まり、食材は足りているか、どのような順序だと効率的に終わらせられるかなど、一連の作業を順序立てて行います。こうした脳の働きを「実行機能」といい、実行機能は思考や意思決定など高度な働きをする脳の前頭前野で行われます。

献立を考え、材料を切って、調理して、盛りつけする。これらすべての作業で前頭前野が活性化し、血流が増加したという研究結果もあるので、料理は認知症を予防するうえで積極的に取り組みたいものなのです。

やめること

11

食事

毎日おやつを食べるのをやめる

おやつの「ダラダラ食い」は危険

内臓脂肪の蓄積は認知症のリスクを高めると考えられています。

日本では40歳になると健康診断に腹囲の測定が加わります。ウエストまわりを測ることで内臓脂肪の蓄積を推定するのですが、男性は85㎝以上、女性は90㎝以上だと内臓脂肪型肥満だと診断されます。これに加えて、血圧、血糖、脂質の3つのうち2つに異常があると、メタボリックシンドロームと診断されます。

「メタボ＝肥満」とイメージしがちですが、メタボは肥満のなかでもタチの悪い内臓脂肪型肥満に加え、生活習慣病の要素が複数ある、肥満以上に危険な状態を表すものです。メタボと診断されたときには、臓器の病気がいつ起こってもおかしくない状態だとも考えられます。

内臓脂肪の蓄積を抑えるために、まずは、毎日おやつを食べるのをやめてみましょう。

仕事中や家事の合間に「少しつまもう」と思って用意したおやつを、ついダラダラと食べ続けてしまったなんて経験はありませんか？　菓子類には、糖質や脂質、塩分などが多く含まれており、食べすぎるとメタボの危険性が高まる肥満や高血圧を引き起こします。また、ダラダラとおやつを食べ続けてしまうと、血糖値が高い状態が続くので、糖尿病の要因にもなります。

どうしても口寂しくなったときや小腹が空いたときには、ダークチョコレートやナッツなど、**糖質の少ないものを食べる**ようにしましょう。

ダークチョコレートに多く含まれている「カカオポリフェノール」という成分には、血圧低下や動脈硬化予防、活性酸素の働きを抑制する作用が期待できます。ナッツ類は、その主成分が動脈硬化の予防が期待できる、良質な油です。こうしたものを、1日30gまででしたら食べても問題ありません。

やめること
12
食事

加工肉を食べるのをやめる

加工肉は塩分濃度が高い

ハムやソーセージなどの加工肉は、手軽に調理できて子どもから大人まで好きな味ですから、日々の食卓に登場するシーンが多い食材でしょう。

ハムは豚肉を塩漬けや燻製にし、茹でたり蒸したりしてつくられます。ソーセージは豚のひき肉を香辛料と一緒に薄い膜上の袋に詰めたものです。

加工肉は塩分も多く、高たんぱく、高脂肪。認知症だけでなく健康全般を考慮すると、塩分や脂質が多く含まれている加工肉はなるべく避けたほうがよい食材だといえます。

加工肉の食べすぎに注意

加工肉は、加工する段階で脂と塩分を加えるため、通常のお肉と同量食べると、加工されていないお肉よりも、脂質や塩分をとりすぎてしまうことになります。

脂質のとりすぎは、体脂肪として身体に蓄積され、血液中の中性脂肪やコレステロール値が上昇し、脂質異常症の原因になる可能性があります。

そして、塩分のとりすぎは、高血圧の原因となります。さらに、動脈硬化を招き、心筋梗塞や脳卒中のリスクを高める可能性があります。

このように、疾患のリスクがあることは明らかですが、**あくまでも、食べすぎないということが大切**です。

加工肉を食べるときには、カリウムを含む野菜や果物、海藻類、豆類などを取り入れた食事にしましょう。カリウムには過剰な塩分を身体の外に排出する作用があるためです。

また、加工肉を食べた次の日は魚にしたり、大豆製品などの植物性たんぱく質を含むものを食べたりして、脂質の少ないたんぱく質をとり、バランスのよい食事をするように工夫しましょう。

やめること
13
食事

ラーメンのスープを飲むのをやめる

ラーメンはなるべく避けよう

日本の国民食ともいえる存在になった「ラーメン」ですが、認知症予防の観点からすると食べないほうがよい料理です。

頭のなかでラーメンを思い浮かべてみてください。

味の濃いスープのなかに、茹でた麺が入っていて、その上にチャーシューやたまご、味つけされた野菜が乗っている——そのようなものを想像した人が多いのではないでしょうか。

まず、味の濃いスープは塩分濃度が高いです。そして麺は精製度の高い小麦でつく

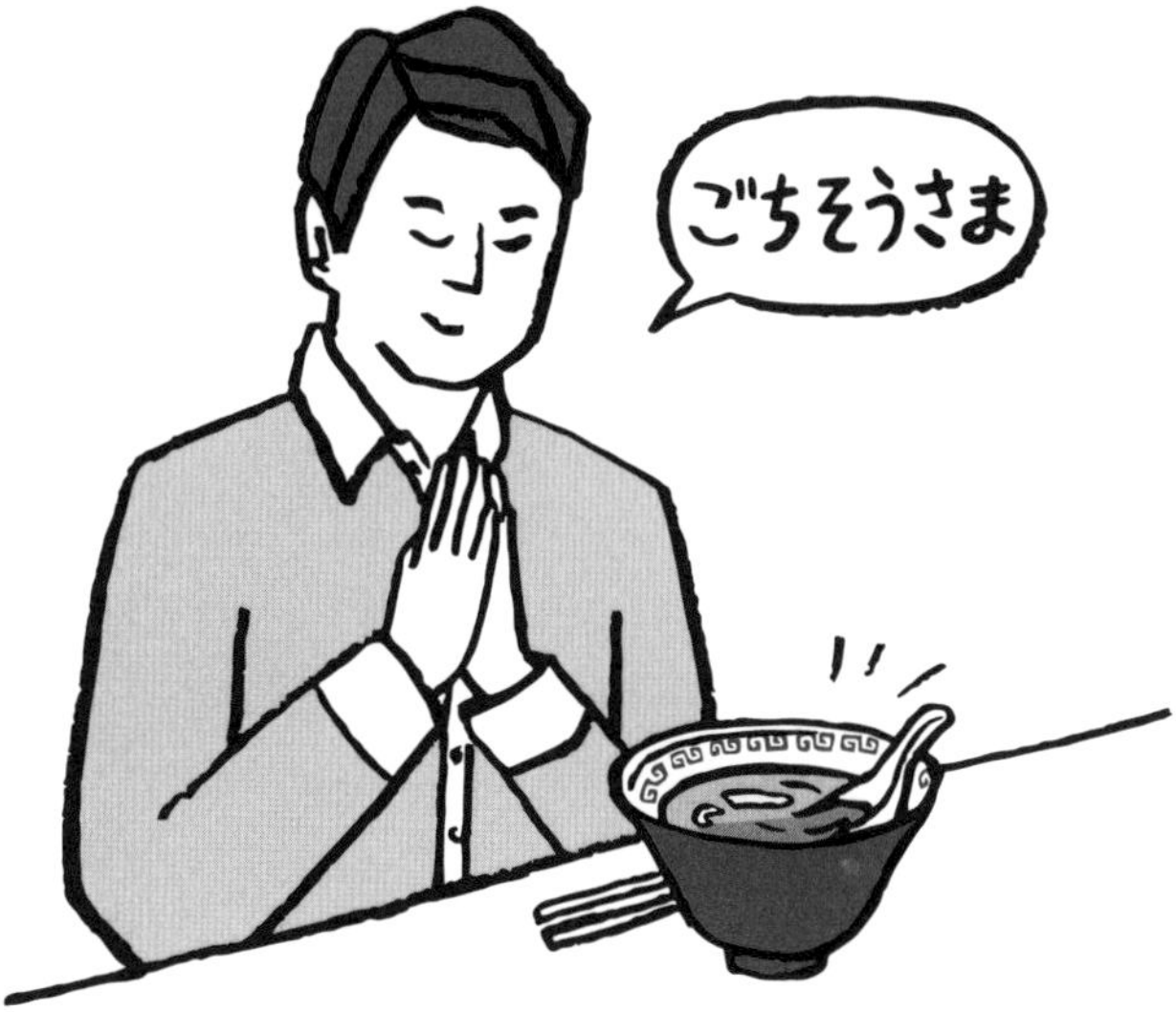

られているため糖質が多く、またラーメンの上のチャーシューには脂がのっているので脂肪が多いです。このように考えると、ラーメンは、認知症の発症リスクを高める成分の宝庫といえます。

味の濃いスープは飲み干さない

このように考えると、スープを飲み干すのも避けたいところです。ラーメンを食べるのであれば、スープは飲み干さないようにしましょう。

また、スープはラーメンに限らず、そばやうどんの出汁も同様です。基本的には、「しょっぱそうだな」と思うものは避けたほうがよいでしょう。

やめること
14
食事

不規則な食事をやめる

食事で体内時計を整える

私たちの体には体内時計がセットされているのですが、この時計をコントロールしているのは「時計遺伝子」という時を刻む遺伝子です。

たとえば、朝よりも夕方のほうが体温は高くなりますが、これは時計遺伝子の働きによるもの。時計遺伝子は体温だけでなく、血圧やコレステロール、ホルモンなどに影響を与え、1日のなかで規則的に変化します。

時計遺伝子には体内の脂肪蓄積にかかわる遺伝子もあり、この遺伝子は朝・昼には量が減り、夜10時から午前2時の間に増えるという性質をもっています。遺伝子量が減っている時間に食事をすると脂肪が蓄積されにくいので、夜遅くの食事は控えるようにしましょう。夜10時前、できれば就寝3時間以上前に夕飯はすませておくとよいです。

朝食で体内時計をリセット

また、体内時計を1日ごとにリセットするために、朝食は決まった時間にとるようにするとよいでしょう。実は体内時計は、24時間より少し長く設定されているので、ズレをリセットしてあげる必要があります。リセットボタンの役目を果たすのが陽の光や朝食です。

時計遺伝子の働きを考慮すると、朝食は朝6時から7時前後、昼食は正午から午後1時、夕食は午後6時から7時にとるのがよいとされています。病院に入院しているときに食事を提供される時間帯が、理想的な食事時間なわけです。

しかし、仕事柄、この理想の時間どおりに食事するのはむずかしい人もいるでしょう。そのような場合には、自分の生活にあったペースをつくり、それを崩さずに食事するよう心がけてください。

やめること
15
食事

満腹になるまで食べるのをやめる

「腹8分目」は認知症予防にも効果的

「体型をキープするために腹8分目を意識」とよく聞きますが、腹8分目は認知症予防にも有効です。

満腹状態になると、血液中に栄養素があり余った状態になり、活性酸素が発生しやすくなります。血液中で発生した活性酸素は、血液中の赤血球を変形させて柔軟性を奪い、血管をスムーズに通れなくします。その結果、細胞に酸素を運べなくなってしまいます。さらに活性酸素はミトコンドリアで生じると、細胞の核酸、たんぱく質、脂質を傷害したりして、細胞が老化していきます。

また、満腹まで食べる習慣のある人は、食べたものを消化するために、胃や小腸、大腸などをはじめとする消化器官に日々大きな負担をかけています。夕飯を食べすぎた次の日の朝は胃がもたれていたり、あまりおなかが空かなかったりしますが、それは消化器官に負荷がかかっている証拠。内臓が疲れてしまっているのです。

食事の前にバナナを食べる

とはいえ、腹8分目で食事を止めるのはむずかしいもの。そのため、**満腹感が得られるものを事前に食べておく**とよいでしょう。食事の前に、りんごを半分食べたり、バナナを1本食べたりするとよいと思います。

特に、バナナにはトリプトファンという成分が含まれているのでおすすめです。トリプトファンは、「幸せホルモン」とも呼ばれ心のバランスを整える作用のある神経伝達物質、セロトニンの材料になります。バナナを食べて腸内のセロトニンが増えると、うつ病予防につながるという説もあります。食物繊維も豊富に含まれていて、満腹感を得やすく、手軽に食べられるので、まずは食事の前にバナナを1本食べる習慣をつくってみてください。

やめること
16
食事

揚げ物をやめる

中性脂肪やコレステロールは動脈硬化を促進する

脂質異常症（高脂血症）を予防するために、揚げ物を好んで食べるのはやめたほうがいいでしょう。

脂質異常症とは、中性脂肪やコレステロールなどの脂質代謝に異常をきたした状態のことで、血液中の脂質の値が正常値を外れていることをいいます。脂質の異常では、いわゆる悪玉コレステロールや善玉コレステロール、トリグリセライド（中性脂肪）の血中濃度が正常ではなくなります。そして、これらの異常はいずれも動脈硬化を促進するのです。

動脈硬化は認知症の発症リスクを高めますから、**脂質異常症の予防が認知症予防に**

飽和脂肪酸が多く含まれる食材

食品100g	含有量(g)
バター(無塩)	52.43
生クリーム	27.62
鶏肉(皮)	16.3
牛サーロイン肉	16.29
豚肉(ばら)	12.95
ウインナー	10.11
たまご(卵黄)	9.22

揚げ物は植物油を使っていてコレステロール値が上がりにくいとも考えられるが……

そもそも食材に油分が多いため、食べすぎはよくない！

出所：文部科学省「日本食品標準成分表2020年版(八訂)」

も有効になります。

揚げ物も食べすぎは厳禁

悪玉コレステロールの数値が高くなる原因として、第一に食事中の飽和脂肪酸のとりすぎが考えられます。飽和脂肪酸は肉の脂身やバター、ラード、生クリームに多く含まれています。

揚げ物は不飽和脂肪酸である植物油を使っているのでコレステロール値は上がりにくいとも考えられますが、そもそも揚げ物にして食べる豚のロース肉や鶏の皮の部分に油分が多いので、食べすぎるのはよくないでしょう。

やめること
17
食事

市販のジュースを飲むのをやめる

ジュースよりもスムージーを飲もう

コンビニや自動販売機などで手軽に買えるジュースには、驚くほどの糖分が入っているのをご存じでしょうか。一般的に、コーラやサイダーなどの炭酸飲料には500㎖あたり角砂糖10個以上の糖分が含まれています。炭酸だけでは苦みを感じるため、それを補うために多くの砂糖が使われているのです。

濃縮還元タイプの果汁100%ジュースは、風味や甘みを増すために、500㎖あたり角砂糖12～15個分相当の糖分が含まれています。また、果汁には果糖も含まれているので、トータルでの糖質はかなり高くなるでしょう。

このように糖分を多く含んだジュースですが、ジュースを飲むと、胃で消化されず

飲料に含まれる糖分量

商品名	糖分量(g)	角砂糖に換算(個)※
コカ・コーラ(500mℓ)	56.5	14.1
三ツ矢サイダー(500mℓ)	55	13.7
午後の紅茶ミルクティー(500mℓ)	39	9.7
クラフトボス微糖(500mℓ)	12	3
ポカリスエット(500mℓ)	31	7.7
伊藤園1日分の野菜(200mℓ)	16.8	4.2
ポンジュース(500mℓ)	52	13

出所：糖分量(g)は各社ホームページより引用。角砂糖4g／個として編集部が計算

に直接十二指腸へ届きます。すると急激に血糖値が上がってしまい、糖尿病になるリスクを高めます。近年はダイエットコーラなど、カロリーの低い飲料もありますが、血糖値の上昇が急激でないせいで飲んでも満足感を得られないため飲みすぎてしまい、結果的に多くのカロリーを摂取してしまうのでよくないとされています。

ジュースを飲みたくなったら、家でジューサーやミキサーを使って、果物から直接つくるとよいでしょう。果物に含まれる食物繊維や微生物もまるごと摂取できるスムージーが、よりおすすめです。

やめること

18

食事

早食いをやめる

早食いは食事量を増やす

厚生労働省「平成21年国民健康・栄養調査報告」によると、男女ともに肥満度が高い人ほど食べるスピードが「かなり速い」「やや速い」と回答する割合が多い結果となりました。

満腹感は、脳の「満腹中枢」に情報が伝わることで得ることができるものですが、脳に情報が伝わるには一定の時間がかかります。早食いをすると、脳が「おなかいっぱいになった」と感じるまでに食べすぎてしまうので、体重が増えやすくなるのです。

また、早食いは血糖値を急激に上昇させ、インスリンを分泌する膵臓機能の低下を引き起こし、糖尿病を発症しやすくします。血糖値が急激に上昇するとその数値の変動幅も大きくなり、全身の血管にダメージが蓄積されるというデメリットもあります。血管がダメージを受けると血管が詰まってしまうリスクが高まるのです。

血糖値の上昇をゆるやかにするために、**1食20～30分を目安に、時間をかけて食べる**ように意識しましょう。食べる順番を工夫するのも効果的で、食物繊維が豊富な野菜を食べた後に魚や肉などのたんぱく質をとり、最後に炭水化物を多く含むごはんやパンなどを食べると、血糖値の急上昇を防げます。

よく噛んで顎と喉の筋トレをしよう

「よく噛んで食べる」というのも認知症予防に効果的です。

認知症になると口のなかのものをうまく飲み込めなくなる嚥下障害を引き起こす可能性が高いのですが、健康なときによく噛んで食事をする習慣のある人のほうが、顎や喉の筋トレができているので、飲み込む力が衰えにくいのです。嚥下困難を予防するために、よく噛む習慣をつけておくとよいでしょう。

やめること

19

食事

魚類を避けるのをやめる

食事のメインを肉から魚にしよう

魚に豊富に含まれているオメガ3系脂肪酸をとると、動脈硬化の予防につながります。

オメガ3系脂肪酸には代表的なものとして、α－リノレン酸やEPA、DHAがあります。α－リノレン酸は植物脂の大豆油やなたね油、エゴマ油、アマニ油に多く含まれます。EPAやDHAはサバやイワシなどの青魚に多く含まれています。そのため、肉中心の食生活をしている人は魚中心の食生活に切り替えるとよいでしょう。

オメガ3系脂肪酸は血液の流れをスムーズにしたり、脳や神経の機能を維持したりするのに必要な成分です。コレステロール値の低下やアレルギー抑制の効果も期待で

地中海式ダイエットピラミッド

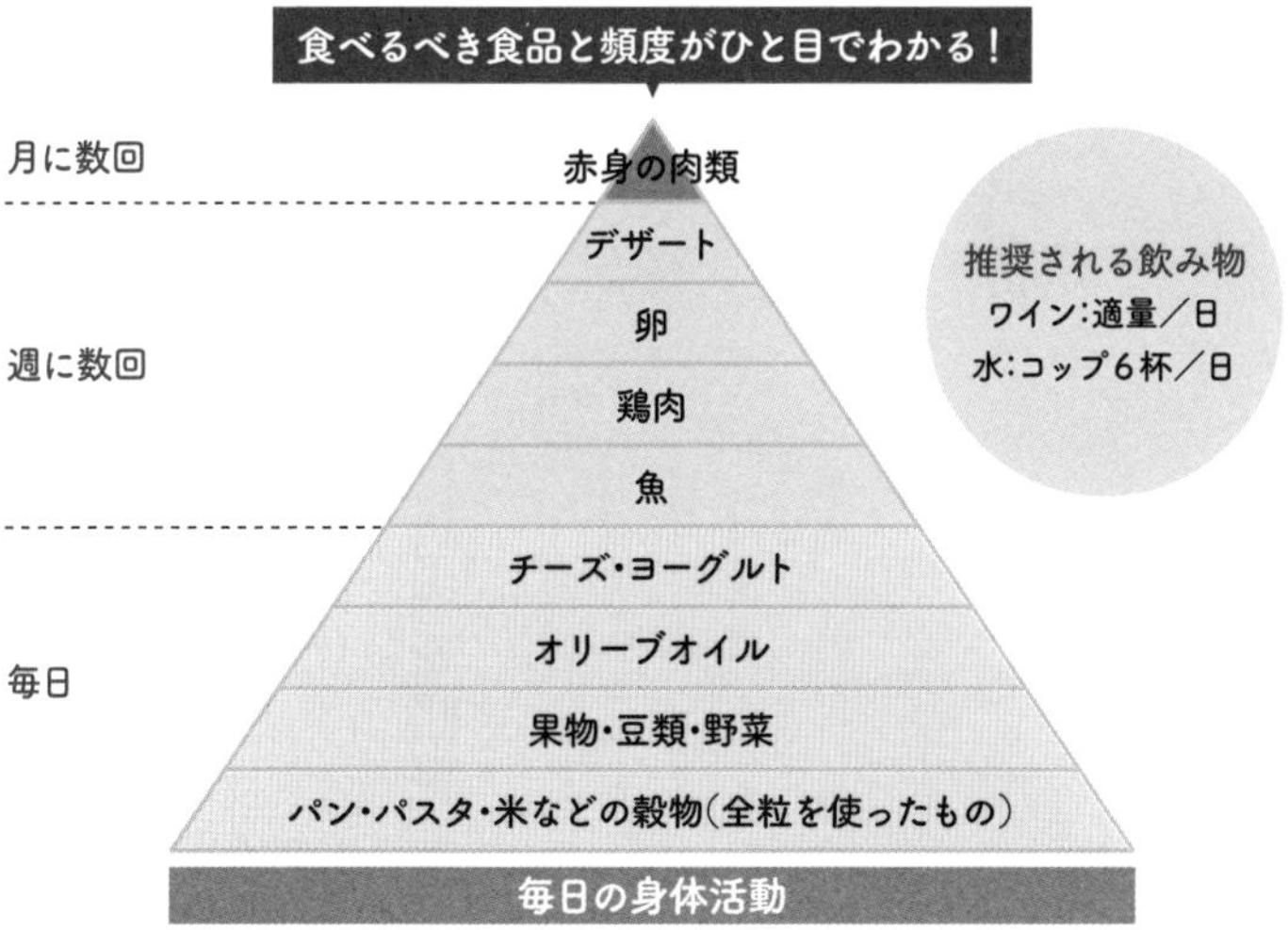

きます。

魚メインの献立を考えるときは「地中海式ダイエット」を参考にしてみてください。地中海式ダイエットとは、全粒の穀物、緑黄色野菜、果物、豆類・ナッツ、きのこ類を多く食べ、赤肉の摂取は少量で魚介類が多く、油はオリーブオイル主体といった特徴があります。地中海式ダイエットは高い記憶力・思考力を維持する効果があると研究でわかっており、認知機能の維持にも役立つと考えられています。

魚メインの献立を考えると、塩分濃度の高い和食を選択しがちになりますが、より健康的な地中海式ダイエットを試してみてください。

やめること

20

食事

寝る前に水を飲みすぎるのをやめる

水の飲みすぎは睡眠を阻害する

命を維持するうえで必要不可欠なのが「水」ですが、飲めば飲むほど健康によいわけではありません。

厚生労働省の資料によると、日本人が1日に摂取すべき水分の目安量は2・5ℓ（食べ物に含まれる水分も含む）です。特別な運動などをしなくても毎日2・5ℓもの水分が失われているため、排泄との均衡を保つためにはそのくらい必要だといわれています。食事で約1ℓの水分を摂取し、体内の代謝によって0・3Lの水分がつくられますから、1・2ℓは経口摂取したいところです。

ただし、水を飲む時間には気をつけましょう。

身体に必要な水分量

1日の水分排出量

尿・便（1.6ℓ）＋ 呼吸や汗（0.9ℓ）＝ 2.5ℓ

➡ 人間は1日に2.5ℓ水が必要

1日の水分摂取量

食事（1.0ℓ）＋ 体内でつくられる水（0.3ℓ）＝ 1.3ℓ

➡ 不足分の1.2ℓは飲み水で補う

寝る前にコップ2杯以上の水を飲むと、夜間、トイレに起きてしまいやすくなります。脳内のアミロイドβを排出してくれる睡眠時間を阻害する原因をなるべく少なくしたいので、寝る1時間前までにコップ1杯分の水を飲むようにしましょう。そうすれば、トイレで起きることが減るでしょう。

どうしても寝る直前に喉が渇いてしまう場合、生活環境を見直すのも効果的です。日常的に150〜200mℓ程度の水を何回にも分けて水分を摂取するようにしたり、カフェインの入っている飲み物やアルコールには利尿作用があるためその摂取量を控えたりすると、改善が見られます。

Column 2

エリザベス女王と食事

■高齢まで公務を続けた女王の食生活は？

2022年９月、英国のエリザベス女王が崩御されました。**世界最長の在位期間を誇り、96歳で亡くなる直前まで公務を続けた女王**――どんなものを食べていたのでしょうか。

「素材のちから」（2022年12月28日発行）などによると、女王の食事はアフタヌーンティーを入れると１日４食でした。朝はシリアルに牛乳と果物が基本で、ときにはトーストとスモークサーモン、スクランブルエッグなどを食べたそう。昼食時には食前酒、魚やチキンに野菜やサラダ。アフタヌーンティーはアールグレイの紅茶と、スコーンにジャムとクロテッドクリーム。ときには大好きなチョコレートやチョコレートケーキで自分を甘やかしたといいます。夕食は牛やサーモンなどのグリルが基本で、デザートには果物。その後シャンパンを１杯飲んで寝るのが日課だったそうです。

■無理のないメニューで健康を保つ

本書で認知症予防に望ましいと述べている魚や野菜、果物などが入っている一方、そうともいえないアルコールやスコーン、チョコレートケーキなども含まれています。適度に自分を甘やかしながらも継続できるメニューというのが、ストレスが少なく、よかったのかもしれません。

また、**多くの公務をこなし、常に人と交流して頭を使っていたのも、その認知機能を保てた秘訣**でしょう。

3章

認知症予防のために やめたほうがいいこと②

［生活習慣編］

やめること

01

生活習慣

寝る前にスマホを見るのをやめる

浅い睡眠は認知症になりやすい

認知症のなかでも最も発症数が多いのは、アルツハイマー型認知症です。その原因は、脳内にアミロイドβというたんぱく質が蓄積され、脳の神経細胞が破壊されることだと考えられています。このアミロイドβは、脳も体も休まる深い睡眠（ノンレム睡眠第3～4段階）をとっているときに脳内から排出されることがわかっています。

つまり、眠りが浅く、深い睡眠の時間が確保できないと、アミロイドβが脳に蓄積されやすくなるため、アルツハイマー型認知症になりやすいといえるでしょう。

また、もうひとつの代表的な認知症である血管性認知症は、血管の動脈硬化による認知症ですが、高血圧や糖尿病などの生活習慣病に加えて、睡眠不足も誘因のひとつです。

睡眠前の刺激を避けて脳も体も休まる睡眠を

深い睡眠をとるために、就寝前に刺激物を避けて心身ともにリラックスするよう心がけましょう。体や心が緊張している状態では、目が覚めて入眠しにくくなります。

「寝ないといけない」と強く思うことも禁物です。それがかえってストレスになり、余計眠れなくなります。まずは、就寝前に軽めのストレッチやゆっくりした深い呼吸をして、体の筋肉を緩めましょう。

そして、就寝前はスマートフォンやテレビを見ないようにしましょう。スマホやテレビの画面を見ることは、ブルーライトによるメラトニン（睡眠誘発ホルモン）の分泌抑制と体内時計の夜型化をもたらし、さらに、心理面にもネガティブな影響を与えます。**スマホやテレビを見る代わりに、スポットライト下で読書や音楽鑑賞をするとよい**でしょう。

やめること
02
生活習慣
喫煙をやめる

喫煙も認知症発症のリスクになる

一般的に、喫煙は健康を損なうといわれており、がんの発症をイメージする方が多いかもしれませんが、認知症の発症リスクにもなります。

久山町研究によると、中年期から老年期に喫煙を続けた人は、非喫煙者に比べて、アルツハイマー型認知症になる可能性が2倍高く、血管性認知症だと2・9倍高いことがわかっています。

たばこに含まれる化学物質の一部は、脳の神経細胞にとって強い刺激であり、脳の神経を壊し、委縮させます。また、たばこを吸うと血管が傷ついたり急激に収縮したりして、血液を介した酸素や栄養が脳に行き渡らなくなり、脳細胞が死滅していきます。その結果、喫煙が認知症を引き起こす要因となるのです。
また、喫煙が誘因となって引き起こされる病気も認知症の発症リスクとなります。たとえば、2型糖尿病、脳卒中、高血圧がそれに当たります。

あなたの喫煙が家族の認知症発症リスクを上げる

近年の研究で、喫煙者本人だけでなく、受動喫煙者でも認知症になりやすいということがわかってきました。受動喫煙とは、本人が喫煙していなくても、まわりの人が吸うたばこの煙を吸ってしまうことをいいます。受動喫煙は、認知症だけでなく、肺がん、脳卒中、虚血性心疾患などの発症リスクも上げます。つまり、**喫煙者は、本人だけでなく、まわりの人の疾患の発症リスクを上げてしまう**のです。

高齢になってから禁煙しても遅いと思う人もいるかもしれませんが、久山町研究によると、中年期に喫煙していても老年期に禁煙した場合は、認知症の発症リスクが下がることがわかっています。本人だけでなく、まわりの人を守るためにも禁煙を検討しましょう。

やめること

03

生活習慣

運動不足をやめる

運動が認知症の予防になる

近年、適度な運動は体と脳神経の機能を改善し、認知症予防になることがわかってきました。

運動をすると、脳の神経を成長させる物質が脳の記憶を司る海馬という部分で多く分泌されます。すると、海馬の機能維持や肥大に効果をもたらし、認知機能を高めるのです。

そして、高齢者やアルツハイマー型認知症患者の脳では、脳の血流の低下が見られており、**血流を改善し脳を正しく働かせるためにも、運動が効果的だと考えられています。**

さらに、高齢者の場合は運動で筋力をつけておくことも重要です。筋肉や骨などの運動器の障害により要介護になるケースは多く、それが要因で出不精となり、社会的な孤立や抑うつ状態に陥る可能性があります。これらは認知症を発症するリスクでもあるので、日ごろから運動をしておくことはとても大事です。

まずはウォーキングから始めよう

認知症予防に適した運動は、有酸素運動といわれています。有酸素運動は血流をよくし、脳の細胞を活性化する効果が期待できるからです。

有酸素運動には、サイクリングや水泳、ランニングなどがありますが、まずは、ウォーキングから始めるのがおすすめです。週2から3回以上、30分以上、「ほとんど息がはずまない程度」で歩くことが望ましいです。可能であれば、背筋をしっかり伸ばして歩幅は広めで少し速く歩きましょう。

いちばん大切なのは、運動を習慣化することです。運動を始めるのに遅すぎることはありません。できる運動から始めていきましょう。

やめること

04

生活習慣

医薬品の常用をやめる

認知機能に影響を及ぼす医薬品がある

年齢を重ねるとさまざまな身体疾患とつき合うようになるので、おのずと服用する薬も増えやすくなります。気になる症状があっても病院に行かず、ドラッグストアの薬ですませてしまう場合もあります。ですが、むやみやたらに薬を飲むのはやめたほうがいいでしょう。というのも、**身のまわりの薬には、認知機能に影響を及ぼす成分が含まれるものがある**ためです。ドラッグストアでも入手できる風邪薬、花粉症の薬、胃酸分泌を抑える薬、咳止めの薬、睡眠改善薬などが挙げられます。

また、医師から処方される薬にはさらに注意が必要です。

たとえば、ベンゾジアゼピン系と呼ばれる薬は、睡眠薬や精神安定剤の主成分であり、脳をリラックスさせるGABA神経の働きを高め、催眠・鎮静作用を発揮します。しかし、2014年に行われた研究によると、この薬を服用している患者は、服用していない患者に比べて、アルツハイマー型認知症の発症者が1・5倍多かったと報告されています。「高齢者の安全な薬物療法ガイドライン2015」には、ベンゾジアゼピン系睡眠薬・抗不安薬は、認知機能低下などの副作用のリスクから、75歳以上の人に対して、「可能な限り使用を控える。使用する場合、最低必要量をできるだけ短期間の使用に限る。」と記載されています。

服用量は医師と相談を

しかし、副作用のある薬の服用をすべてやめればよいかといえば、そうではありません。病気を治し、健康でいることは、認知症の発症リスクを下げることにもつながります。また、服用している薬を自分の判断で中止したり、減薬したりすると、かえって強い副作用などが起こる可能性もあるので、**必ず医師や薬剤師に相談したうえで、指示に沿って薬を減らす**ようにしましょう。そして、必要以上に薬を服用することはやめましょう。

やめること
05
生活習慣
イヤホンを使うのをやめる

難聴は認知症発症のリスクを高める

近年、携帯型音楽プレイヤーやスマートフォンの普及により、イヤホンやヘッドホンで音楽などを聴く人が増えましたが、大きな音量で音楽などを聞き続けると、難聴が起こりやすくなります。音を伝える役割をしている内耳の有毛細胞が徐々に壊れて、脳に伝える音の情報が少なくなり、聞こえが悪くなるのです。

そして、近年の研究で、「難聴は認知症を引き起こす危険因子である」ということがわかってきました。軽度の難聴者の認知症発症リスクは、難聴でない人の2倍、中等度では3倍、重度難聴では約5倍になるといわれています。

人間は誰かと話をしているときは、耳から入ってきた音声を脳で言葉として処理

WHOによるイヤホン・ヘッドホン使用時の推奨事項

適正音量は**60dB**（話しかけられても聞こえる程度）

音量を下げたり、連続して聞かずに**休憩**をはさんだりする

使用を**1日1時間未満**に制限する

周囲の騒音を低減する「**ノイズキャンセリング機能**」のついたヘッドホン・イヤホンを選ぶ

↓

使う場合は、大音量や長時間を避けることがポイント

し、相手と会話をします。音楽を聞くときは、耳でとらえた空気の振動をメロディとして脳で認識します。認知機能において、耳と脳は密接な関係にあるのです。

しかし、難聴になると、周囲からの音の情報が減るため、脳の活動そのものが低下します。その結果、認知機能に影響を与えると考えられています。

大きな音にさらされることで起こる難聴は、少しずつ進行していくために初期には自覚しにくいのが特徴です。重症化すると聴力の回復はむずかしいため、普段の生活からイヤホン・ヘッドホンの使い方に気をつけましょう。

やめること
06
生活習慣

騒音のある場所に居続けるのをやめる

休みなく騒音を聞くと難聴・精神疾患を招く

難聴は、加齢によるものもありますが、前ページのイヤホンの例と同様、大きな音を聞き続けることで起きるものもあります。

私たちの耳と脳は、起きているときも寝ているときも休みなく音の処理を続けています。そのため、常に騒音があるところで仕事や生活をすると、耳と脳は大きな音の処理を24時間ずっと続けることになり、難聴になるリスクが上がります。

さらに、こういった環境で仕事・生活し続けると、難聴になるリスクが上がるだけでなく、感情をコントロールできずにイライラする状態が続くことになるかもしれません。イライラする状態が続くということは、過度のストレスが続くということ。う

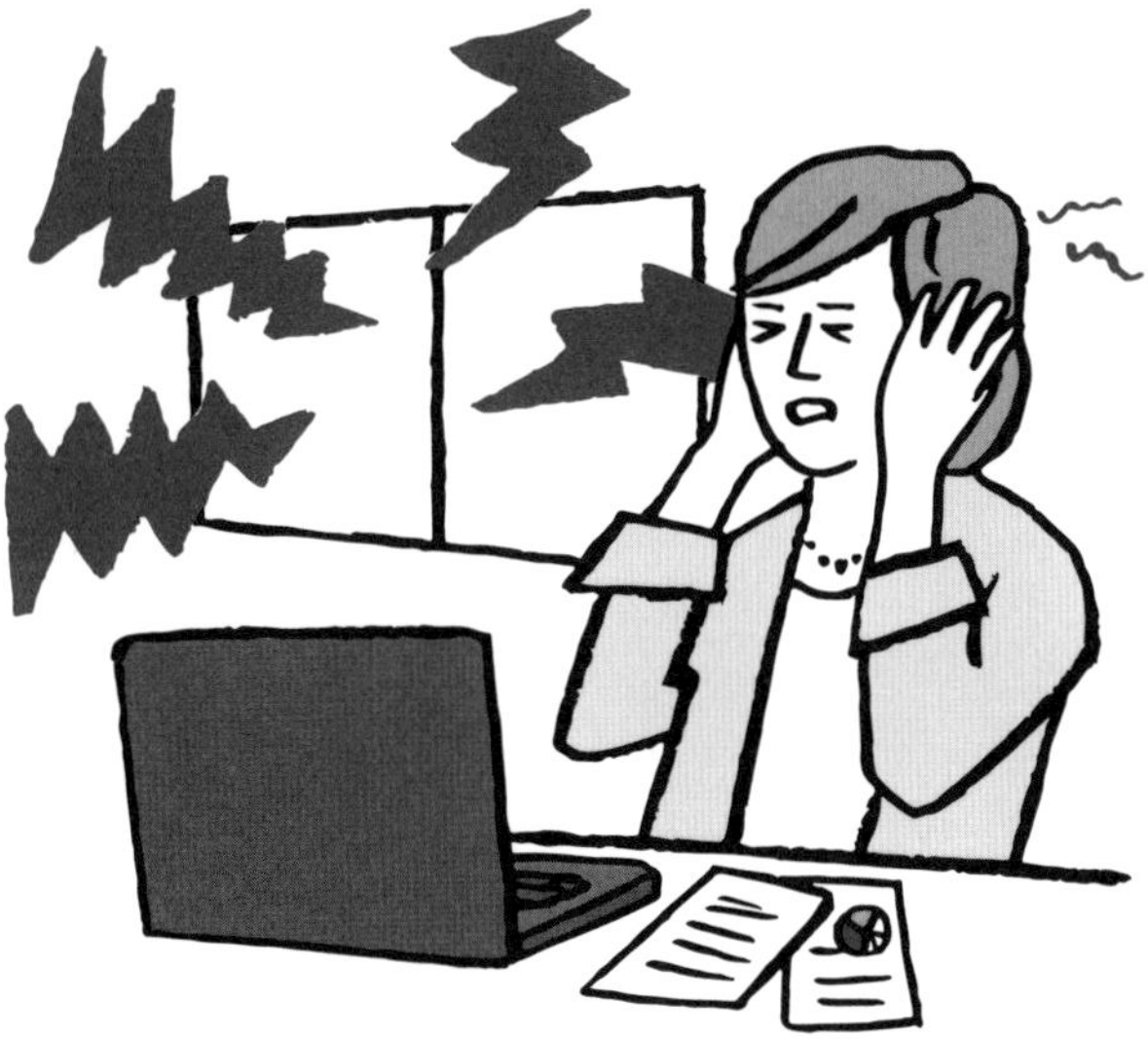

つ病や不安障害など、さまざまな精神的な病気を引き起こす原因となります。
　オランダのロッテルダム研究では、若いころにうつ病になると、アルツハイマー型認知症になる可能性は通常の3・76倍、老年期にうつ病になると2・34倍も高くなるとの報告もあります。年齢を問わず、普段過ごす環境への配慮は必要だといえるでしょう。
　どうしても環境を変えられない場合は、耳栓やイヤーマフ、ノイズキャンセリングヘッドホンなど防音具を使用し、静かな場所で耳を休ませましょう。そして、定期的に聴力検査を受け、聞こえにくくなったら、耳鼻科に行くようにしましょう。

やめること
07
生活習慣
難聴を放置するのをやめる

補聴器を使わないと会話が減る

年を重ね、まわりの音が聞こえにくくなったなと感じたら、なるべく早く補聴器をつけましょう。

聞こえにくいままだと、他者とのコミュニケーションがとりにくいと感じるようになり、会話がうまくできず、喜怒哀楽の感情の反応が起きにくくなります。また、うまく会話ができないことから人と会うのが億劫になって出歩かなくなり、だんだんと社会的に孤立してしまうかもしれません。家にいる時間が増えると、脳が新しい刺激を受ける機会が減るので、認知機能が落ちていき、認知症につながる可能性がありまず。シンガポール国立大学を中心とした研究では、補聴器を使用している人は、補聴器を使用していない難聴の人に比べて認知機能の低下が19％ゆるやかになることがわかっています。

補聴器の使用はなるべく早いほうがいい

老化による難聴には、残念ながら決定的な治療法はありませんが、難聴を放置しておくのはリスクになります。

家族との会話のなかで「え？」と何度も聞き返すなど、コミュニケーションに支障を感じたら、補聴器をなるべく早くつけ、認知機能の低下を防ぎましょう。

また、**補聴器に慣れるには時間がかかります。**その人の聴力や生活に合ったちょうどいいレベルに調整するのも、補聴器に入ってきた音から言葉を聞きとれるようになるまでにも時間がかかるので、なるべく早めに使い始めることをおすすめします。

補聴器を購入する際には、本人にあった補聴器を見つけるために、専門的な設備や知識・技術をもった耳鼻咽喉科医（補聴器相談医）や認定補聴器専門店に相談しましょう。日本耳鼻咽喉科頭頸部外科学会は、ホームページ上で都道府県別の補聴器相談医の名簿を公開しているので、それを参考にしてみるのもよいかもしれません。

やめること

08

生活習慣

誰とも会わずに過ごすのをやめる

社会的孤立は認知能力を下げる

認知症の大きな要因と考えられているものに「社会的孤立」があります。

中国・イギリスの大学の共同研究によって、家族や友人との交流が極端に少なく社会的孤立の状態にある人は、認知症の発症リスクが26％も高いことがわかりました。さらに、社会的に孤立している人は、記憶力や反応といった認知能力が低く、記憶に関連する脳の神経細胞が減少していることもわかっています。

久山町研究では、何をしてもむなしい、ひとりぼっちでさびしい、よく〝他人から拒絶される〟という気持ちになるといった「情緒的孤独感」をもっている人は、もっていない人に比べて認知症発症リスクが1・6倍になるという結果も出ています。

会話で認知症を予防できる可能性がある

他者とのコミュニケーションは、脳を大いに刺激し、脳の発達を促進させます。たとえば会話は、相手の言葉を理解し、その意図を把握した上で適切な返事を考え、発語し、身振り手振りで気持ちを伝えることが必要です。そうすると、**会話中は口や舌を動かすための前頭葉の運動野、人の話を聞くための側頭葉の聴覚野、記憶にかかわる海馬など、脳機能がフル回転**します。

また、他者との会話は、自分の感情を口に出すことで、自分の気持ちをすっきりさせ、ストレス解消にもなります。さらに、相手と信頼関係を築くことで、心を安定させることができます。ストレスや精神的な不安定は、うつやネガティブ思考になり、認知症を加速させることもあるので、こういった点でもコミュニケーションは、認知症予防に効果的でしょう。

他者とのコミュニケーションは、年を重ねるにつれ自然と少なくなるので、意識的にはかるようにしましょう。

やめること

09

生活習慣

無趣味をやめる

趣味をもつと生活習慣病の予防になる

趣味の活動は、認知症の予防になることがわかっています。

国立がん研究センターなどの研究グループにより、認知症の発症リスクは、趣味がない人に比べて、趣味がある人では18％、趣味がたくさんある人では22％、低いことが明らかになりました。特に65～69歳の趣味がたくさんある人は、趣味がない人と比べて認知症のリスクが32％減少するという結果が出ました。趣味を通した知的活動・身体的活動が、認知症の要因とされるアミロイドβの蓄積や炎症反応、灰白質（神経細胞が集まっている脳の領域）の委縮を抑制し、かつ高血圧や糖尿病、肥満などの認知症の罹患リスクを低下させることで、認知症の予防につながると考えられます。

人間は、知的好奇心をもって取り組むと、脳が活発に働きます。さらに、ドーパミンが分泌され、やる気がアップし、記憶力が格段に高まります。

やったことのないことをすると、さまざまな脳の領域が活性化します。「知りたい」「やってみたい」などワクワクする気持ちは、脳にとって最高の栄養となるのです。

趣味がもてない場合は三大欲求を満たそう

趣味をもちたいけれど、なかなか気持ちが向かず、趣味がもてないという人もいると思います。そういった場合は、趣味がないからといって焦るのではなく、まずは基本的な三大欲求（食欲・性欲・睡眠欲）を満たすように努めるとよいでしょう。

本当のストレス解消とは、生物として基本的な欲求を満たすことです。趣味がもてないことでストレスを溜めては、かえって認知症の発症リスクを高めることになります。三大欲求が満たされれば、以前興味をもっていたものに惹かれたり、新たな趣味を始めようとする気持ちが芽生えたりするかもしれません。

やめること
10

生活習慣

外出を面倒くさがるのをやめる

出不精になると発生するリスク

年を重ねるにつれてつき合いのある友人や知人が減り、外出する機会も自然と失われていくという人も多いでしょう。

しかし、外出せずに自宅で生活するようになると、他人と話す機会が減り、歩く距離が短くなり、視覚や嗅覚・聴覚に与えられる刺激も極端に減ります。そのため、**出不精は運動能力や認知能力の低下、社会的孤立を招く**のです。

使わない筋力が低下するように、脳機能も使わなければ低下していきますし、歩く距離が減ると筋力が衰えます。

また、1人で家にいるとさまざまなことを考える時間が増えるため、悩みやストレスを抱えがちです。気分が落ち込んで何もする気になれない状態となり、うつ病のリスクが高まります。

ですから、外出をしないということは、認知症の発症リスクを上げる行為だといえるでしょう。

昼間に外出して日光を浴びる

外出する時間は、日光のあたる昼間がよいでしょう。日光を浴びるとセロトニンという神経伝達物質が生成されます。これは、幸せホルモンとも呼ばれており、リラックス効果やストレス解消、睡眠の質を上げる効果などが期待できます。

ただ、一度出不精になると、体力的にも精神的にも外出しにくくなるのも事実です。その場合、**まずは定期的に外出するきっかけをつくる**とよいでしょう。習い事でも友達とのお出かけでも買い物でも、目的はなんでもよいです。用事や目的をつくって、外に行きたくなる意欲を高めましょう。

やめること
11
生活習慣

汚れた空気のなかでの生活をやめる

汚染された大気も認知症の原因になる

大気汚染が呼吸器の疾患を引き起こすことはよく知られていますが、認知機能にも影響を及ぼすことが近年明らかになってきました。自動車などの排ガスやＰＭ２・５、二酸化窒素、一酸化炭素が、認知症のリスクを上げるということです。

２０２０年、『Lancet』によって認知症の危険因子が発表されました。そのなかのひとつが大気汚染です。**大気汚染物質は血管を傷つけるだけでなく、アルツハイマー型認知症の原因物質のひとつであるアミロイドβの蓄積を促進する**可能性があります。脳神経に悪影響を与え、認知症のリスクを高めるのです。

また、アメリカの環境保護庁が設定した微小粒子状物質の基準を超えた汚染地域に住む高齢女性は、認知機能の低下を起こす確率が81％、アルツハイマー型認知症を含む認知症になる確率は92％高いことがわかりました。

日本は影響が少ないと考えられる

しかし、今のところ、外務省から案内されている「世界大気質指数プロジェクト」を見ると、大気汚染が問題になっている他国と比較して、**日本における大気汚染の状況が認知症へ与える影響は少ない**と考えられます。都心から郊外への引っ越しを考える、といった対策が必要なほどのことではないでしょう。

ただ、大気汚染が認知機能低下に影響を及ぼす危険因子のひとつではあるのは事実です。そのため、個人でできるような対策をし、リスクを減らすのがよいでしょう。

最近ではＰＭ2・5を除去する空気清浄機もあり、日本気象協会「ＰＭ2・5分布予測」や環境省大気汚染物質広域監視システム「そらまめくん」で大気の状況を確認することもできます。

これを機に、空気がきれいであることの大切さや、今住んでいる環境について、改めて考えてみるのはよいかもしれません。

やめること

12

生活習慣

同じ人とばかり話すのをやめる

慣れない人との会話は脳を活性化させる

認知症の大きな要因と考えられている社会的孤立を避けるために、他者との会話が重要だと先述しましたが、ひとつ避けたいことがあります。それは、いつも決まった親しい人とだけ会話をすることです。親しい人との間は、共通認識が多く、脳も使わずとも会話が成立してしまうため、認知症予防としては、あまりよくありません。何も考えずとも会話ができるので、あまり脳を刺激しないのです。

反対に、初対面の人や、今まであまり話したことがない人と話す場合は、相手のことをよく知らないので、発する言葉を慎重に選び、それをどのように身振り手振りで伝えるか、相手は自分をどのように感じているかなど、頭をフル回転させて会話します。つまり、相手に伝わるように意識して会話をするので、脳を刺激するのです。

また、話す相手が恋愛対象となる性別の人だと、なおよいかもしれません。これは三大欲求である「性欲」を満たすことにつながり、三大欲求を満たすことがストレス解消にもなるためです。

無理なコミュニケーションは逆効果

ただし、認知症予防のためだからと、慣れない人と無理に会話をするのは逆効果です。これは、環境の変化や新しい人間関係、苦手なものを無理にすることはストレスを生み、認知症発症要因になる可能性があるからです。

慣れない人との会話が苦手な人は、買い物をするときに店員さんと少し話をしたり、散歩中にすれ違う人にあいさつしたりするなど、目標を小さくし、心地よく感じるぐらいのコミュニケーションの機会を増やすようにしましょう。

そして、会話の際には思いやりの気持ちを忘れずに。相手を思いやって会話をすることはコミュニケーションの本質でもあり、相手の気持ちを推測し行動することは脳の活性化・認知症予防につながります。

やめること

13

生活習慣

人との交流を絶つのをやめる

社会とかかわることが認知症予防になる

退職後に会える知り合いが急激に減ったり、同世代の友人が体を壊して会えなくなったりなど、高齢になるにつれて社会とのかかわりが減る人も少なくありません。そして、それにともなって自然と外出する機会が減り、社会とのつながりが希薄化することがあります。**社会とのつながりが希薄化すると、脳への刺激が減り、認知機能を低下させ、認知症になるリスクを高める可能性があります。**

国立長寿医療研究センターの研究によると、「配偶者がいる」「同居家族と支援のやりとりがある」「友人との交流がある」「地域のグループ活動に参加している」「就労している」の5つのつながりがある人は、認知症の発症リスクが低くなることがわかりました。

さらに、これら5つのつながりがある人は、ひとつもないかひとつだけの人と比べて認知症発症リスクが46％低いことがわかりました。

特定のつながりだけをもつよりも、さまざまなタイプのつながりがある方が認知症発症リスクを低下させる可能性があるといえます。

地域活動に参加してみよう

しかし、社会とのかかわりが減った高齢者が、新たに自ら社会とかかわるのは容易なことではありません。

そういった場合は、町内会などが行っている地域活動へ参加してみるとよいでしょう。外出の理由もでき、他者とのコミュニケーションもはかれます。

また、そういった活動のなかで役割を与えられると、「誰かのためになっている」というやりがいを感じ、自己肯定感も高まるでしょう。

それによって、抑うつ症状・孤立感が低減し、認知症予防にもつながると考えられます。

やめること
14
生活習慣

ネガティブ思考をやめる

ネガティブ思考・無気力は認知機能が低下する

生きていくなかで「自分なんて」「どうせ失敗する」「何をしても楽しくない」「やる気になれない」など、ネガティブ思考や無気力になるときがあるかもしれません。こういった精神状態を抑うつ気分といい、これがうつ病につながるケースがあります。うつ病は認知症の発症リスクを高めるので、**自分が今どういう気持ちや思考で過ごしているのかなど自分の内面を見つめ直すことも、認知症予防になる**といえます。

ネガティブ思考を慢性的にもっている人は、認知症の発症因子ともされるタウやアミロイドと呼ばれる有害な脳たんぱく質の蓄積が多いことや、抑うつ気分が続くと、記憶・学習といった認知機能に関与する脳の海馬という部分の体積が減少し、認知機能が低下することがわかっています。抑うつ気分でいると、外出を拒み、家に閉じこもりがちになります。結果、認知症予防にいいとされる人とのコミュニケーションや運動、知的な活動ができなくなるのです。

抑うつ気分になった場合の対処法

「最近モヤモヤすることが多いな」と感じたときには、日光を浴びる、トリプトファンを多く含む肉・納豆・チーズ・牛乳を積極的にとるなどしましょう。トリプトファンは、ストレスを緩和し、幸せホルモンと呼ばれるセロトニンの原料となります。

しかし、やる気が出ないときに自分をケアしようと動くのはむずかしいこともあるでしょう。抑うつ気分をやめようと思っても、抑うつ気分でいることは自らの意思ではないので、簡単にやめることはできません。そういった場合には、精神科や心療内科で診察してもらいましょう。

また、うつ病は、もの忘れや判断力の低下など認知症と似た症状が発生します（152ページ参照）。「うつ病だと思っていたら認知症だった」といったこともあるため、自分の状況を正しく把握するためにも、早期受診を検討しましょう。

やめること

15

生活習慣

得意なことだけするのをやめる

新しいことへのチャレンジは脳の活性化につながる

人は年を重ねると、新しいことにチャレンジせず、慣れていることや得意なことばかりに取り組みがちになります。これは認知症予防の観点から見ると、あまりよいことではありません。

反対に、新しい体験をすると、認知症発症の予防になります。チャレンジをすると、脳の神経細胞が増え、神経細胞どうしのつながり（ネットワーク）が増えます。加齢によって一部の神経細胞が壊れてきても、ほかの神経細胞とのネットワークがあれば脳の機能を補えるので、認知機能が衰えにくく、認知症の発症を防げるのです。

適度なストレスは脳によい

なかには、新しいことにチャレンジするとストレスを感じるため、認知症によくないのではないかと考える人もいるかもしれません。

しかし、適度なストレスは、脳にいいとされています。もちろん、過度なストレスが慢性的に続くのはよくありませんが、適度なストレスがあると、脳内では特に記憶力にいい作用がもたらされることがわかっています。また、注意深さを引き出し、行動・認知能力のパフォーマンスを引き上げるのに役立ちます。強すぎないストレスが持続することが、脳神経にもよい影響をもたらすのです。

もし、毎日何の緊張もなくただ漠然と過ごしていたら、脳や心を鈍らせ、退化させることになります。**適度なストレスは、思考や行動を活性化させ、張りのある、充実した生活をもたらしてくれるでしょう。**

運動に限らず、楽器演奏に挑戦してみる、本やインターネットで知識を増やす、絵を描いてみる、行ったことのない場所へ旅行をするなどして、脳を活性化する活動に取り組み、認知機能を向上・維持していきましょう。

やめること

16

生活習慣

熱いお湯に浸かるのをやめる

深い睡眠にはぬるめのお湯で入浴がいい

認知症予防のひとつとして、深い睡眠をとることが挙げられます。

そもそも、深い睡眠をとるには、自律神経のバランスを整えることが重要です。自律神経は、交感神経と副交感神経に分かれており、交換神経は体を動かすとき、副交感神経は体を休めるときに働きます。つまり、交換神経が高いままだと人は眠ることができません。反対に、副交感神経を高めれば眠りにつくことができます。そこでおすすめなのが、就寝前の入浴です。

深い睡眠のためには、深部体温の低下が必要です。入浴中は体温が上昇しますが、入浴後は血管が開き、体の熱が拡散されやすくなります。入浴は、体を体温が下がりやすい状態にし、睡眠につきやすくします。上昇した体温をもとに戻し、下降に転じるまでには時間を要するので、就寝2～3時間前の入浴がよいでしょう。

それを踏まえ、入浴時、気をつけたいのが、お湯の温度です。お湯の温度は、40度以下のぬるめがよいでしょう。熱いお湯だと交感神経が活発になって興奮状態になるため、睡眠の妨げになります。ぬるめのお湯であれば、副交感神経が優位になります。**副交感神経が優位の状態だと脳の興奮を鎮めリラックスモードとなり、寝つきがよくなるのです。**

入浴による血行促進が認知機能の低下を防ぐ

入浴は、血行が促進され脳への血流がよくなることから、認知機能の低下を防ぐ効果があるといわれています。また、血管性認知症を招くリスク因子である動脈硬化の進展が少ないという調査結果も出ています。

このように、入浴にはリラックス効果だけでなく、認知症や動脈硬化の予防などさまざまな健康効果が期待できます。ぜひ、これを機にぬるめのお湯での入浴習慣を取り入れてみてください。

やめること
17
生活習慣
エスカレーターの使用をやめる

運動は健康寿命を延ばす

適度な運動は、体と脳神経の機能を改善し、認知機能を高めるため、認知症予防になります。さらに、認知症の発症リスクを上げる糖尿病・高血圧・脂質異常症・脳卒中などの予防や改善、筋力がつくことで寝たきりの予防にもなり、運動には健康寿命を延ばす作用があるのです。しかし、実際のところ、運動しに行くのが面倒、時間をつくるのがむずかしいなどの理由で、運動を始められない人は多いと思います。

そこでおすすめしたいのが、階段の上り下りです。エスカレーターやエレベーターがある場合は特に階段を避けがちですが、階段の上り下りは、いつでも身近で無料でできる運動です。さらに、普通に歩く動作よりも、強度の高い運動になります。階段

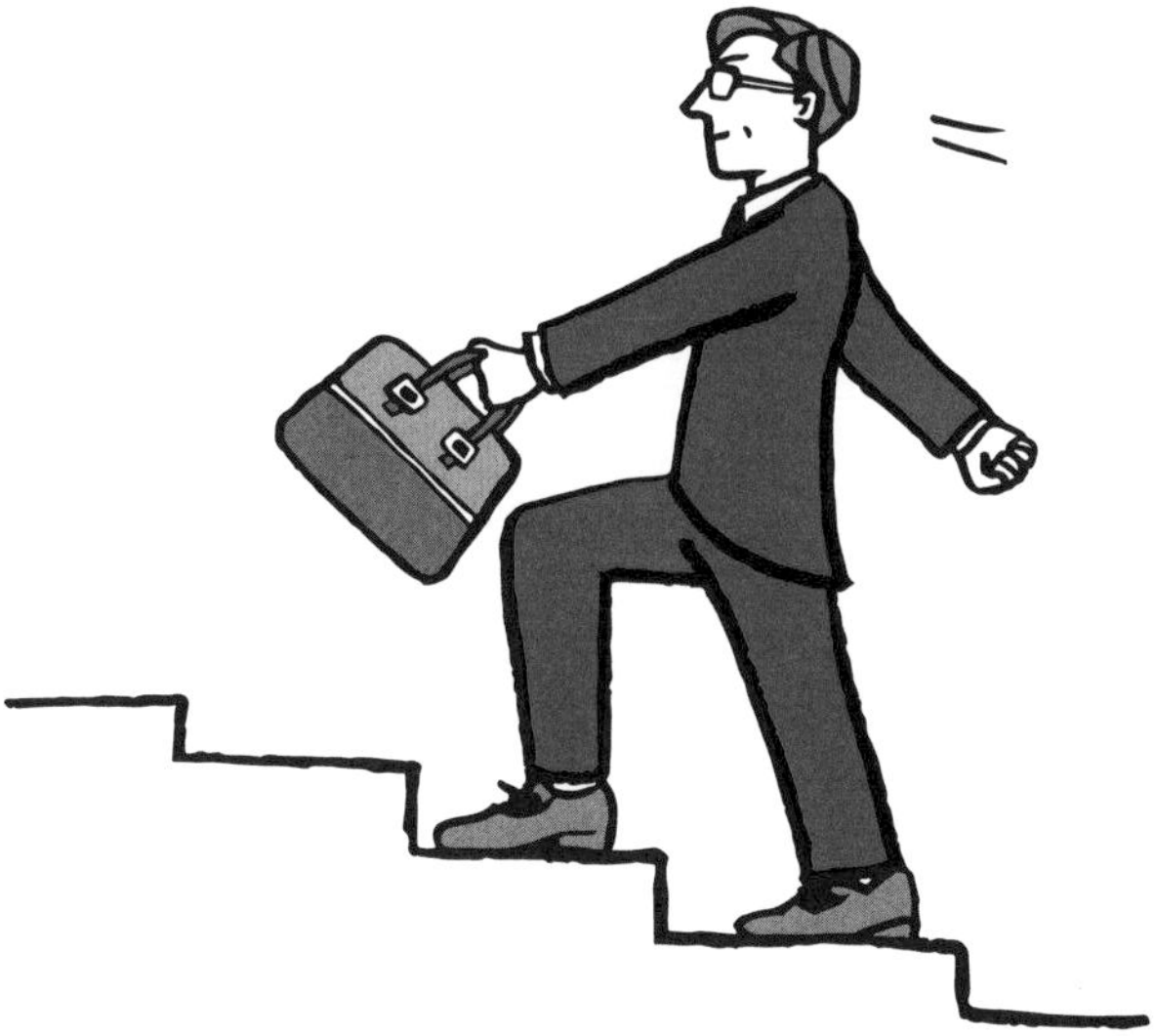

の上り下りは特に足腰が強化されるので、転倒防止につながり、下りるときには注意を払うので脳の活性化にもつながります。ただし、安全上の注意として、必ず手すりに摑まりましょう。

階段を上るときは、足を端っこにかけるのではなく、階段に足全体を乗せてゆっくりと上りましょう。姿勢はあまり前かがみにならないように真っ直ぐに構え、できるだけ上半身は揺らさないように注意しながら上ることがポイントです。

もちろん、階段の上り下りに限らず、日常生活に少し工夫を加えることで運動量を増やすことができます。これを機に、日常生活の動作を見直してみましょう。

やめること

18

生活習慣

笑わないのをやめる

心配性の人は認知症になりやすい

スウェーデンのヨーテボリ大学が、平均年齢46歳の女性800人を対象として38年間に渡って研究を行ったところ、心配性の人は認知症になりやすいという結果が出ました。研究対象者は開始時に「心配性」「外向性」「内向性」の度合いを測定する検査を受けたのですが、開始時の検査で心配性の度合いが高かった人は、低かった人に比べて認知症の発症率が2倍高いことがわかったのです。

我が国でも、福島県立医大を中心としたチームによる2007～2008年の秋田県における調査で、**笑いの頻度がほとんどない人は、ほぼ毎日笑う人に比べて、認知機能低下症状が出現するリスクが3・61倍高い**というデータが出ています。

笑いがもたらすよい影響

脳の活性化	たくさんの酸素を取り込むことで海馬が活性 ➡ 記憶力や思考力のアップにつながる
血行促進	体内に酸素がたくさん取り込まれる ➡ 血のめぐりがよくなる
自律神経のバランスが整う	副交感神経が優位になる ➡ 心身がリラックスモードに入る
血圧や血糖値の改善	α波が出てリラックスできる ➡ 血圧や血糖値が下がる

　また、無口で頑固な人も、認知症になりやすいことがわかっています。無口で頑固な性格は社会的孤立を招きやすく、認知症の発症リスクを高めてしまっているのかもしれません。

　性格を変えるのはむずかしいもの。そこでぜひ心がけていただきたいのが「よく笑うこと」です。よく笑うと、脳の血流がよくなり脳が活性化するだけでなく、心身をリラックスさせるα波が出て血圧や血糖値が下がったりします。

　お笑い番組を見たり、落語を聞いたりして、声を出して「アハハ」と笑う時間をつくるようにしてみてください。

やめること

19

生活習慣

1時間以上昼寝をするのをやめる

30分程度の昼寝が効果的

近年、昼寝と認知症の関係も研究されており、昼寝の習慣がある人はアルツハイマー型認知症になりにくいということがわかってきました。

昼寝には記憶力や判断力・計算力などの認知機能を向上させる効果があります。また、ストレスの軽減にもなり、認知症の発症因子であるうつ病の防止にもなります。さらに、体力を回復させる効果もあり、昼寝は心身の健康も保ってくれるのです。

このように、昼寝はさまざまな効果が期待できますが、だからといって、何時間も昼寝をすべきということではありません。認知症予防に効果のある昼寝の時間は30分程度とされています。

その証拠に、「60分以内の昼寝はアルツハイマー型認知症のリスクを下げたのに対し、60分以上の昼寝はリスクを高めた」という論文や「昼寝の時間が長いほど記憶力の低下が認められた」というアメリカの研究結果が出ています。

また、長時間の睡眠は、夜の良質な睡眠を妨げることになり、結果、アルツハイマー型認知症の発症原因とされるアミロイドβが脳に蓄積されやすい状態になります。適度な昼寝は認知症予防やその他健康に役立ちますが、長すぎる昼寝はかえって逆効果なのです。

昼寝をするには時間にメリハリをつける

認知症予防によいとされる昼寝の条件は、時間にメリハリをつけることです。**夜深い眠りにつけるよう、なるべく昼寝は15時前にしましょう。**

また、年を重ねると、日中に覚醒を維持する機能は低下し、昼間に眠くなる時間が長くなる傾向があります。覚醒時と睡眠時のメリハリをつけるために、毎日決まった時間に30分程度の昼寝をするとよいでしょう。

やめること
20
生活習慣

クルマで移動するのをやめる

歩ける距離は自動車移動ではなく歩行を選ぶ

年をとると、筋肉量が低下して足が上がりにくくなり、足腰に痛みなどが生じやすくなるので、楽な移動手段を選びがちになります。自動車を運転できるうちは、歩行よりも自動車で移動する人が多いかもしれません。

決してそれが悪いということではありませんが、**移動距離が歩けるような距離であれば、自動車ではなく、歩行、すなわち、運動を選択して**みてはいかがでしょうか。

認知症予防に関し、とても効果があるのが運動です。その理由には、アセチルコリンという物質が関係していると考えられています。

アセチルコリンは、脳内で認知、運動、記憶など、さまざまな機能と結びついている神経伝達物質のひとつです。脳内のアセチルコリンの濃度が低くなると認知機能の低下が起きますが、運動によって、アセチルコリンを増やすことができます。

また、運動は認知機能が低下するのを防ぐだけでなく、すでに軽度認知障害（MCI）を発症している人の認知機能の低下を軽減させる効果もあるという研究結果も出ています。

歩行にはたくさんの利点がある

特にウォーキング（歩行）は、運動のなかでも効果的な有酸素運動にあたります。認知機能の低下防止に限らず、肥満の解消や、代謝がよくなることで血糖値・血圧の改善にも有効です。

また、ドーパミンなど快感ホルモンの分泌を促し、精神的な緊張や抑うつなどのマイナスの感情が低下し、プラスの感情であるやる気が上昇するという効果も報告されています。

大切なのは、無理をせず続けることです。まずは、普段自動車を使っている移動を歩行に変えてみるなど、楽しくできる身近な運動から始めてみましょう。

やめること
21
生活習慣
虫歯を放置するのをやめる

虫歯菌が脳の血管の炎症を引き起こすことも

認知症の原因といわれるものは数多くありますが、そのなかに虫歯菌が関係しているのではないかという研究結果があります。

その研究を発表したのは、京都府立医大の教授が率いる研究チームです。脳の認知機能低下の原因のひとつに、脳内の少量の出血が関係しているとされていますが、この出血が見られる人には、「ミュータンス菌」という虫歯のもととなる菌の保菌数が多いことがわかりました。ミュータンス菌は、血小板がもつ止血作用を低下させてしまう遺伝子をもっており、脳の血管の壁にくっつき炎症を起こすことがあるのです。

また、歯の本数との関係についても研究結果が多くあり、そのなかでも、久山町研究によると、歯の残りの本数が9本以下の人は、20本以上ある人に比べて、認知症発症リスクが1・73倍になるといわれています。

そして、歯周病菌が認知症を発症・進行させることも明らかになりました。歯周病菌は、アルツハイマー型認知症の発症因子であるアミロイドβの生成・蓄積を促進させるのです。

このように、歯の健康は、認知症と深く関係しています。

歯磨きも大切な認知症予防策になる

また、ものを嚙むということは、同時に脳を刺激することでもあります。歯と歯を嚙み合わせたときの刺激は、歯根にある歯根膜から脳に伝わり、その刺激は脳の感覚や運動、記憶や思考、意欲を司っている部位の活性化につながります。**ものを嚙むには歯の健康が不可欠なので、歯磨きも重要なのです。**歯の健康は認知症において軽視されがちですが、毎日の歯磨きは、大切な認知症予防策といえるでしょう。

やめること

22

生活習慣

運動後に体をケアしないのをやめる

運動の習慣化には運動後の体のケアが重要

認知症の予防のために効果的といわれる運動は、無理なく習慣化させることが大切です。習慣化させるためには、翌日に疲労を残さないように、運動後の体のケアが重要となります。

ここではケアの方法を3つ紹介します。

ひとつめはストレッチです。運動後、体が冷めないうちにすぐにストレッチをしましょう。体が温まった状態でストレッチを行うと、筋肉が緩んでいて伸ばしやすく、ケガのリスクを減らすことにもなります。

また、適度な刺激を与えることで筋肉中に溜まった疲労物質を排出し、疲労回復を

たんぱく質が多く含まれる食材

食材100g	含有量(g)
鶏ささみ(生)	24.6
たらこ(生)	24.0
豚ロース(生)	22.9
牛サーロイン(生)	22.0
卵黄(生)	16.5
ヨーグルト(無糖・無脂肪)	4.0
納豆(糸引き)	16.5
ブロッコリー	3.9

肉、魚、豆、卵、乳製品は特にたんぱく質が豊富！

出所：文部科学省「日本食品標準成分表2020年版(八訂)」

早め、筋肉痛を予防し、疲れを翌日以降に残さないようにします。

2つめは、たんぱく質を含んだ食事です。運動後は、疲労した筋肉が栄養素を必要としている状態になります。そのタイミングで、たんぱく質を含む食品を摂取するのが効率的です。たんぱく質は筋肉をつくる働きをします。**肉や魚、豆、卵、乳製品は、たんぱく質を豊富に含んでいるので、おすすめです。**

3つめは、十分な睡眠です。脳を休ませるノンレム睡眠は、成長ホルモンを分泌させ、疲労した体の組織を再生します。**レム睡眠は、筋肉の緊張を緩めるため、肉体的な疲労回復を行います。**

やめること

23

生活習慣

過度な無酸素運動をやめる

過度な運動が必ずしもよいというわけではない

「運動が認知症や介護の予防、血圧の改善などになる」と昨今注目され始め、たくさんの人が日常生活に運動を取り入れるようになりました。

しかし、健康のためにと過度に運動することが、必ずしもよいというわけではありません。どのような運動をどれくらいすべきか判断する必要があります。

運動は、有酸素運動と無酸素運動に分けられます。有酸素運動とは、ある程度の時間、無理なく続けられるような呼吸を伴う運動のことで、ウォーキング、水泳、サイクリングなどが代表的です。一方、無酸素運動は、短い時間に呼吸をあまり伴わず行う強度の高い運動のことで、短距離走や筋力トレーニングなどが代表的です。

この2種類の運動で、高齢者が特に気をつけるべきは、無酸素運動です。無酸素運動は、加齢とともに衰える筋肉（これを「サルコペニア」といいます）を鍛えるのに最適です。筋力維持は歩行中の転倒防止や、寝たきりを予防するためにも重要な運動といえるでしょう。

一方で、高齢者は聴力、視力、平行感覚の衰えや、筋力、心肺機能の低下（これを「フレイル」といいます）に加えて、動脈硬化などの目に見えないリスクが潜んでいる可能性が高く、**過度な無酸素運動はケガや病気のもとになりやすい**のです。たとえば、動脈硬化が進んでいる場合、無酸素運動は、かえって血圧を上げてしまい、心臓に大きな負担をかけるため、心筋梗塞や脳卒中を起こすリスクを高めます。高齢者が、一度ケガや病気などで運動ができなくなると、以前のような状態を取り戻すのはとてもむずかしく、長期的に運動ができなくなり、結果、認知症のリスクとなる運動不足や社会的孤立、肥満やそのほか疾患などを招きやすくなります。

無理な運動は禁物です。自分にとって適正な運動強度を知り、その日の体調に合わせて、運動をすることが大切でしょう。

やめること
24
生活習慣

就寝中にエアコンを切るのをやめる

我慢せずにエアコンを使おう

人は、睡眠の前半には「ノンレム睡眠第3～4段階」という深い眠りにつくのですが、ノンレム睡眠時に脳は休息します。このときの睡眠の質がよいと、脳内のアミロイドβの排出を促し、認知症の予防になり、目覚めもスッキリします。

「寝るときにエアコンをつけっぱなしにするのは体に悪い」というイメージがありますが、この説に医学的根拠はあまりありません。また、近年は地球温暖化の影響で夜になっても蒸し暑さを感じることが増えました。

電気代の高騰が気になるかもしれませんが、**質のよい睡眠をとるためにエアコンはつけたまま寝る**ようにしましょう。エアコンを無理に我慢すると、脱水や熱中症を引き起こすリスクも高まります。

ノンレム睡眠の特徴

- 脳が休息状態になる
- アミロイドβが脳内から排出される
- 夢はほとんど見ない
- 筋肉は働いている
- 疲労が溜まっている部位の回復をする
- 脳と身体がリフレッシュされ、溜まった疲労を回復する
- 朝目覚めたときに熟睡感や満足感を得ることができる

ノンレム睡眠時に質のよい睡眠をとることができると、脳内のアミロイドβの排出が促進され、認知症予防になる

室温は26～28度に保つ

エアコンをつけたまま寝ると、翌朝、体のだるさを感じるという人は、体が冷えすぎていることが原因かもしれません。

睡眠時はもともと、副交感神経が優位になり体温が下がりますが、そこにエアコンの風が加わるとさらに体が冷えてしまいます。体を冷やさないために、**室温が26～28度になるように設定するとよいでしょう。**

「一晩中エアコンをつけておくのは嫌だな」と思う人は、入眠してから3時間ほどでエアコンの電源が切れるよう、タイマーを設定してから寝てください。

やめること
25
生活習慣
電卓を使うのをやめる

計算で前頭葉を刺激する

計算力を司る脳の前頭葉にある「前頭前野」は、ものの状態や自分の状況を把握する判断力や、物事を順序立てて効率的に行う遂行力も司っている、認知機能において重要な部位です。前頭葉を刺激して認知機能を維持するために、簡単な足し算や引き算で電卓やスマホを使うのはやめましょう。計算も立派な脳トレになります。

日常生活で計算する機会を増やすために、買い物をしながら合計金額を計算したり、レジでおつりがいくらになるか計算したりと、計算する習慣をつくるとよいでしょう。また、少しむずかしい計算になりますが、通りがかった車のナンバーを瞬時に覚え、その数字を全部足す、という方法もおすすめです。計算力を鍛えるのと同時

BDNF量と認知症の関係

有酸素運動を行うとBDNFが分泌される

BDNFとは
●神経細胞の形成・発達・再生を促す脳の栄養分
●脳のなかで記憶を司る海馬と血液中に存在する

↓

加齢とともにBDNF量が低下する

↓

BDNF量の低下が認知機能が低下する原因のひとつになる可能性がある

＝

認知症のリスクが上がる

に、物事を短時間で記憶するワーキングメモリーのトレーニングにもなります。

さらに高度になりますが、**歩きながら暗算をするのも効果的**です。

有酸素運動を行うと脳の神経細胞のネットワークの形成や発達に重要な脳由来神経栄養因子（BDNF）が脳内に多量に分泌されます。この分泌量を増やす方法が、有酸素運動をするときに頭を使う課題をプラスする、というものです。

血液中の脳由来神経栄養因子は加齢とともに減少するので、積極的に脳由来神経栄養因子を分泌させる行動をとることが、認知症予防につながります。

やめること
26
生活習慣

早すぎる就寝をやめる

朝早く目覚めてしまう人は要注意

年を重ねるとともに自然と睡眠時間は短くなるものですが、夕方ごろに眠くなってしまい、朝4時ごろに目が覚めてしまう人は注意してください。体内時計が乱れている可能性が高いです。

私たちは1日24時間のサイクルに合わせて生活するため、睡眠と覚醒のリズムや、体温やホルモン分泌などを調整しています。その調整を司るのが体内時計ですが、体温が最も高くなるのは17～21時で、21時以降になると体温が下がり始めて眠たくなってきます。これが正しい体内時計のサイクルです。

しかし、体内時計は加齢とともに狂いやすくなります。**高齢になると体内時計の周**

体内時計の調整方法の例

朝	・決まった時間に起きる ・朝日を浴びる ・朝ごはんを食べる
昼	・昼ごはんを食べる ・適度な運動をする
夕方	・散歩をして太陽の光を浴びる
夜	・夜ごはんを食べる ・寝る前にスマートフォンやテレビなどの強い光を浴びない ・寝る前にカフェインをとらない

体内時計の正しいサイクル

・17～21時：体温が最も高い
・21時以降：体温が下がる

乱れると……→

・早朝覚醒などによる不眠
・集中力の低下
・腸の働きの鈍化による食欲不振
・血圧の上昇
などの影響が出る

期が短くなり、実際の時間帯に比べて体内時計が少し前倒しで進むようになるのです。そのため、夕方になると眠くなり、朝4時ごろに目が覚める「早朝覚醒」に悩む高齢者が多く見られます。

体内時計の乱れを正そう

体内時計は睡眠だけでなく、血圧の上昇や体温、注意力、反応時間、腸の働きなど、さまざまな器官に影響を及ぼすので、正しいリズムに戻すようにしましょう。夕方に眠くなってしまう人は、夕方に散歩するなどして太陽の光を浴びると、体内時計の針を遅らせることができます。

やめること
27
生活習慣

重たい掛け布団を使うのをやめる

寝具を変えて睡眠の質を上げる

睡眠の質を高めるために、寝具にはこだわりたいものです。「寝返りは打ちやすいか」という観点に注目しながら、自分に合った寝具を選びましょう。

掛け布団は重たすぎると寝返りを打ちにくくなります。羊毛や羽毛布団など、保温性や吸湿性、放湿性に富んだ、軽くて体にフィットしやすいものを使うようにしましょう。暑い夏でも、エアコンをつけながら、羊毛・羽毛の布団で寝るのがおすすめです。

また、枕も睡眠の質を左右するアイテムです。

人間の頭部の重さを支えて、首の角度を最適に保つ役割をになっているのが枕であ

睡眠の質を高める寝具選びのポイント

寝返りが打ちやすいものを選ぶのがカギ！

掛け布団

・重たすぎず、軽くて体にフィットしやすいもの
・保温性や吸湿性、放湿性に富んだもの

枕

・やわらかすぎず、硬すぎない、ほどよく硬いもの
・頸椎と敷き布団の間が埋まる高さのもの

高さや硬さの合わない枕を使うと、
肩こりや頭痛の原因にもなる

り、枕が合っていないと首の筋肉が緊張状態になって安眠できず、肩こりや頭痛も併発させます。枕のなかの詰め物は、ポリウレタンよりも、熱を放散しやすく頭部を冷やしやすくする、「そばがら」がおすすめです。

枕選びをする際に特に注意したいのが、高さです。自然に立ったときの姿勢を睡眠時にもキープできる高さの枕が理想なので、頸椎と敷き布団の間がちょうど埋まる高さが目安になります。

また、寝返りの打ちやすさという観点から考えると、やわらかすぎず、硬すぎない、ほどよい硬さの枕を選ぶとよいでしょう。

やめること

28

生活習慣

散らかった部屋で過ごすのをやめる

家の散らかりは認知機能低下のサイン

衣服が床のあちらこちらに脱ぎ捨てられていたり、台所のシンクに使った食器や鍋が洗われないまま山積みになっていたりと、家のなかが散らかっていたら、認知機能が衰えているというサインかもしれません。家の散らかりというと発達障害に多いということでここ数年知られてきましたが、認知症でも見られるものです。小さいころからもともと片づけが苦手だった人は発達障害を疑い、高齢になってから片づけられなくなってきた人は認知症の可能性を考えましょう。

片づけは、脳のさまざまな機能を使う高度な作業です。何を捨てるべきか、どのように保管すべきか、といったことを考えるのが苦手になると、家のなかが散らかって

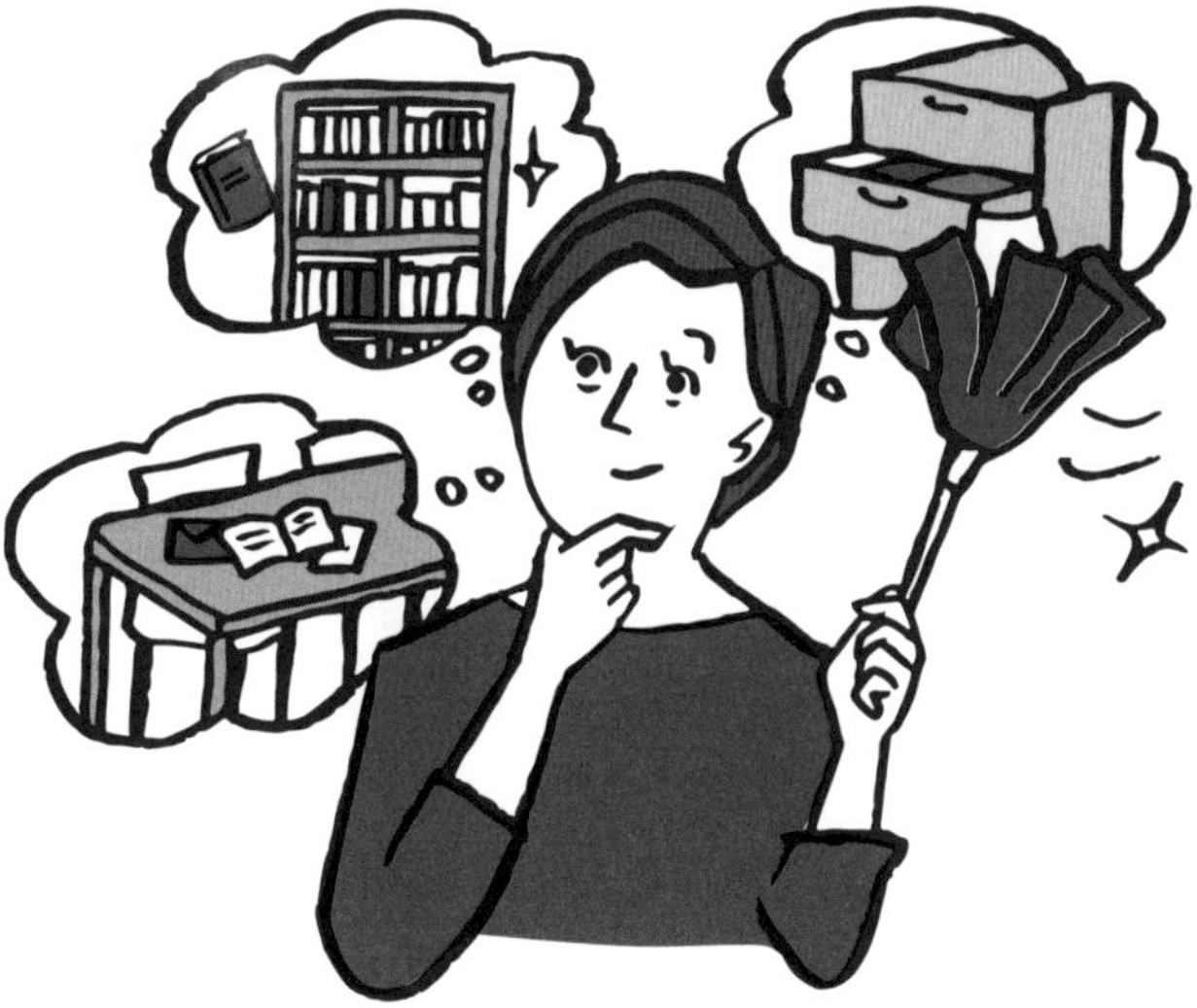

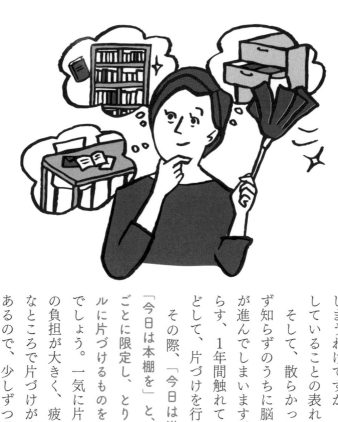

しまうわけですが、これは脳の機能が低下していることの表れなのです。

そして、散らかった部屋にいると、知らず知らずのうちに脳が疲れてしまい、衰えが進んでしまいます。家のなかのものを減らす、1年間触れていないものを捨てるなどして、片づけを行いましょう。

その際、「今日は洋服タンスのなかを」「今日は本棚を」と、掃除する箇所を1日ごとに限定し、とりあえずひとつの段ボールに片づけるものをすべて詰めるのもよいでしょう。一気に片づけようとすると脳への負担が大きく、疲れてしまい、中途半端なところで片づけが止まってしまうこともあるので、少しずつ進めていきましょう。

Column 3

認知症になりやすい遺伝子

■認知症と遺伝子の研究も進んでいる

この本では詳しく取り上げることができなかったのですが、認知症になりやすい遺伝子というものも多く見つかっており、最も有名なもののひとつに、ApoE4遺伝子があります。「アポリポたんぱくE」というたんぱく質を決定している遺伝子で、ApoE2、ApoE3、ApoE4の３種類が知られています。

アポリポたんぱくEは脳内でアミロイドβを排出する働きがありますが、ApoE4はほかの２種と比べてこの働きが弱く、**ApoE4遺伝子を２つもつ人は、まったくもっていない人に比べて、欧米人だと約15倍、日本人だと約33倍もアルツハイマー型認知症になりやすい**と考えられています。

■ジェームズ・D・ワトソン博士とApoE4遺伝子

DNAの二重らせん構造の解明で、フランシス・クリック博士と共同でノーベル賞を受賞した高名な分子生物学者のジェームズ・D・ワトソン博士は、人間のDNA配列を全部読んでしまおうという「ヒトゲノム計画」（1990～2003年）においても主導的な役割を果たし、この計画で配列を読んだDNAは、なんとワトソン博士本人のものだそうです。

ただ、**ワトソン博士自身はApoE4遺伝子の有無は聞きたくないし、その公表もしないという条件**がついていました。さすがのワトソン博士も、自分が認知症になりやすいかどうか知りたくないし、知られたくないということなのでしょう。

4章

予防に関して周囲の家族ができること

3段階の認知症予防

いちばん大切なのは「かからないようにすること」

2〜3章では認知症の予防法を紹介してきましたが、まず、認知症の予防には「一次予防」から「三次予防」までの3段階があるのをご存じでしょうか。認知症を発症しないように生活習慣や環境を整える「一次予防」。軽度認知障害（MCI）や認知症の早期発見、早期治療をし、進行を遅らせるようにする「二次予防」。すでに認知症を発症した人の症状が重症化しないようにする「三次予防」の3段階です。

本書でここまで紹介してきた予防法は、一次予防になります。

認知症は一度発症するともとの状態に戻すことはむずかしいので、**認知症においては、一次予防が最も重要**とされています。

認知症を完全に治す薬がない今、まずはなるべく認知症にかからないようにすることが大切なのです。

二次予防は認知症発症を遅らせるカギ

とはいえ、一次予防をしたからといって、認知症は100％予防しきれるものではありません。認知機能が低下し始めたときに備えて、二次予防である早期発見、早期治療も心がけておきましょう。

早期発見ができれば、認知症の前段階である軽度認知障害の時点で対処できるかもしれません。それができれば、**認知症への進行を食い止めることができる可能性があるのです。**

認知症の症状がわかりやすく現れた段階だと、脳がすでにかなり障害されており、認知症がだいぶ進行している場合があるので、早期発見はとても重要です。

もし認知症を発症していたとしても、治療は早ければ早いほど効果が期待できます。なかには早期治療を行うことで治る認知症もあります。薬物治療やリハビリテーションなどのケアを行うことによって、進行を遅らせることができる場合もあります。ある程度進行を遅らせることができれば、家族は病状が進行したときに備えて準備を進めることができ、生活の質を保つだけでなく、時間や気持ちに余裕をもつことができるでしょう。

そして、家族が余裕をもつことが、認知症を発症した本人が穏やかに生活できることにもつながるのです。

二次予防で大切な「まわりの目」

なお、認知症は早期発見がむずかしいといわれています。認知症になっても本人が自覚しにくいという一面があり、また多少自覚があったとしても「もともとの性格だろう」「家族に迷惑をかけたくない」などと思って、本人が申告をしない場合があるからです。

そのため、二次予防では家族などのまわりの人が本人の変化に気づくことが、早期発見、早期治療のカギになります。本人も、普段から家族や地域住民など周囲の人とのコミュニケーションを大切にしましょう。

三次予防は医師による治療だけではない

認知症を発症したら、進行を完全に食い止めることはできません。そのため、発症がわかったら本人も家族も不安でいっぱいになるでしょう。ですが慌てず、「認知症とどうつき合っていくか」を考える、つまり今後を見据えることが大切です。

認知症を治す特効薬はありませんが、医師や専門家による適切な薬物治療やケア、一次・二次予防を引き続き行うことで、重症化を防げる場合があります。また、家族やまわりの人が困る症状として、周辺症状（26ページ参照）がありますが、こちらも非薬物的ケアと薬物療法を上手に組み合わせることによって、症状が軽減されます。

そして、こういった治療を実践するのも大切ですが、「自分らしい生活を送る」ことも大切です。洗濯など自分でできることは自分でする、家族と会話をするなども、認知症の重症化の予防につながります。

本人1人だけで認知症の重症化を防ぐのは、とてもむずかしいものです。医師とだけではなく、家族やまわりの人と協力をして、認知症と向き合っていきましょう。

認知症の疑わしい症状と兆候

認知症の早期発見は周囲の気づきが大切

認知症の早期発見のポイントは、日常生活での細かな変化——症状と兆候、つまり〝症候〟を見逃さないことです。「同じことを何度も聞く」「時間や日付をよく間違える」「食事をとったことを忘れる」など日常生活に支障をきたすようなことがあれば、要注意です。発見が遅れると、治る可能性のある認知症、たとえば正常圧水頭症（20ページ参照）でも、手術などの治療ができない場合もあります。本人や周囲の人が、少しでも変わった点に気がついたら、なるべく早く医師に診てもらいましょう。

しかし、認知症の症候が出ていたとしても、「もともとの性格だ」「加齢のせい」などと考える人も多く、認知症を疑うのはむずかしいかと思います。

公益社団法人「認知症の人と家族の会」が作成した「早期発見の目安」というもの

認知症早期発見の目安

- もの忘れがひどい
- 慣れていたことができない
- 判断力・理解力が衰えている
- 自分のミスを人のせいにする
- 元気がない
- 身だしなみに気を使わない
- 新しいことが覚えられない
- 日時や場所、方向がわからない
- 性格が変わった
- 不安感が強い
- 物事への興味・関心がない
- 集中力がない　　など

日常生活でこのような症候が見られたら早めに医療機関を受診する

↓

認知症の早期発見・治療につながる

があるので、それを認知症の可能性を考える手がかりにしてもよいかもしれません。

認知症の症候として、よく「もの忘れ」が挙げられますが、認知症の種類によって、症候の出方はさまざまです。代表的な認知症の種類として、「アルツハイマー型認知症」「血管性認知症」「レビー小体型認知症」「前頭側頭型認知症」が挙げられます（16ページ参照）。ここではその4種類それぞれの症候について詳しく見ていきましょう。

アルツハイマー型認知症の症候

アルツハイマー型認知症は、軽度の段階から記憶を司る海馬が損傷するため、人、場所、時間に対するもの忘れ（見当識障害）の症状が顕著です。後述の長谷川式簡易知能評価スケール（150ページ参照）の設問においては、「遅延再生」という課題が早期から障害されます。新しく体験したことを覚えることができなくなり、忘れていること自体を忘れ、取り繕うようになります。

たとえば、昼食で何を食べたかを忘れるのではなく、昼食を食べたこと自体を覚えていない、何度も同じ話をする、自分で片づけたことを忘れて探し物をしてしまうといった症状が見られます。人によっては、そのもの忘れをごまかすために取り繕った態度を取る場合があります。また、症状が進行すると「もの盗られ妄想」（26ページ参照）を生じやすいのも、このアルツハイマー型認知症です。

血管性認知症の症候

血管性認知症は、脳梗塞や脳出血、くも膜下出血といった脳卒中や、心停止、極度の血圧低下などによる脳損傷、脳の血管炎などが原因で起こります。そのため、こういった疾患をもつ人、もっていた人は特に注意する必要がある認知症です。

「もの忘れ」の違い

	認知症によるもの忘れ	加齢によるもの忘れ
範囲	体験したこと自体忘れる	体験の一部分を忘れる
自覚	なし	あり
症状の進行	進行する	急激な進行はあまりない
行動上の問題	行動・心理症状がある	ない
日常生活への支障	あり	なし
日時の見当識障害	あり	なし

認知症の種類によって症候に差はあっても
もの忘れの特徴は認知症によるものであり、
加齢によるもの忘れとは異なる

血管性認知症は、脳の損傷を受けている場所によって症状にムラがありますが、できることとできないことが明確で、これを「まだら認知症」といいます。

一見しっかりしているように見えても、新しいことが覚えられない、歩く・服を着るなどの簡単な日常動作ができなくなる、無気力になる、歩く速度が遅くなる、些細なことで急に笑ったり泣いたりする（感情失禁）といった症状が現れます。また症状が連続的でなく階段状に悪化していくのも特徴です。

レビー小体型認知症の症候

レビー小体型認知症は、レビー小体として顕微鏡で捉えられる異常たんぱく質（αシヌクレイン）が、脳の神経細胞に溜まり、細胞を壊すことで起こる認知症です。

また、この認知症では、体の動きが緩慢になるパーキンソン症候群の症状、ないものが見えるといった幻視、レム睡眠中の行動異常（19ページ参照）などが見られます。たとえば、足がふるえる、動きが遅くなる、実際にはないもの・いない人が見える、寝ている最中に突然暴れたりするなどがあります。

なおこのたんぱく質は脳に限らず全身の神経細胞に現れるため、自律神経も侵されることにより便秘、立ちくらみといった症状が見られます。

ほかの認知症で見られる記憶障害も現れますが、初期には目立ちにくいです。さらに、認知機能がよいときと悪いときが波のように変化するので、認知症と認識されにくく、ほかの精神疾患と誤診されてしまうこともあります。

前頭側頭型認知症の症候

前頭側頭型認知症は、思考活動を支え人格を司る前頭葉や、言葉の意味などを把握する側頭葉が委縮して起こります。

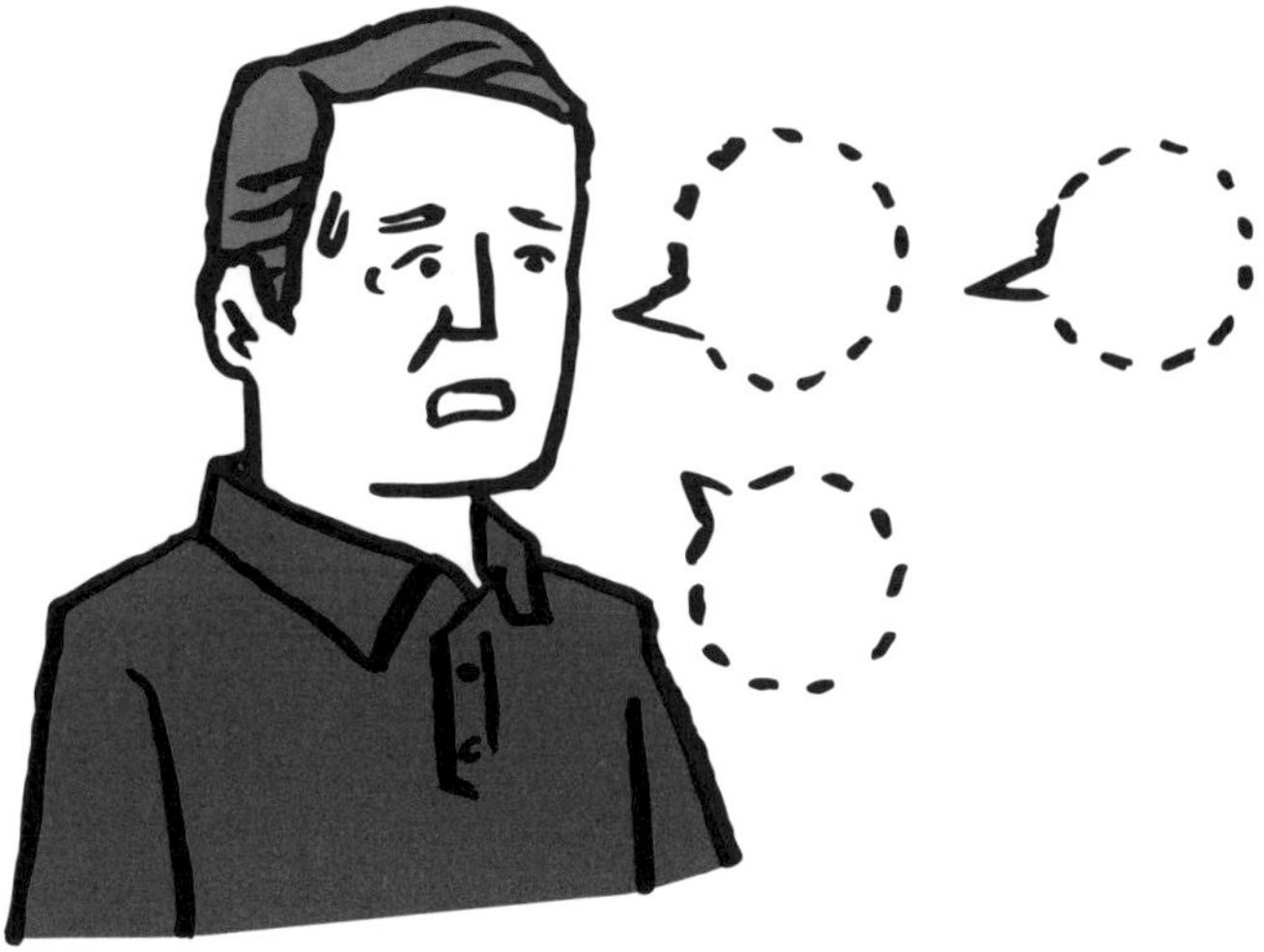

そのため、理性的な行動ができなくなったり、言葉が出にくくなったりします。真面目だった人が暴力や万引きなど反社会的な行動を取る、以前と人格が変わったように攻撃的な言動をする、言葉の意味がわからない、同じ言葉を繰り返す（滞続言語）、毎日同じ時間に同じ行動を取る（常同行動）といった症状が見られます。

反対に、無気力や無関心になることもあるので、そのような症候が現れた場合にも注意が必要です。

このタイプの認知症では、もの忘れや幻覚、妄想といった認知症によく見られる症状が中心ではないため、本人には自分が病気だという自覚が出にくいことで、認知症の診断が遅れてしまうこともあります。

自分で行える認知機能検査もある

このような症状や兆候が出ていた場合は、認知症を疑う必要があります。その場合、**なるべく早く病院で診察を受け、認知症かどうか、別の病気の可能性がないかを正しく診てもらうようにしましょう。**

ただ、すぐに病院へ行くのがむずかしいという場合もあるでしょう。その際は、簡易的な検査で認知症の疑いを発見できることもあります。

代表的な検査には「長谷川式簡易知能評価スケール」というものがあります。日本国内の多くの医療機関でも使用されている、信頼性の高い認知症の簡易検査です。

長谷川式簡易知能評価スケールは、精神科医の長谷川和夫先生によって開発されたもの。9つの設問に答えるという方法で、所用時間は10～15分程度です。医師が効率的かつ公平に認知機能の低下を診断することを目的として1974年に開発され、1991年に一部改定を経て今に至るまで利用されています。

ただし、記憶に関係した評価項目を中心に構成されているため、初期段階では記憶障害が現れにくいレビー小体型認知症や、前頭側頭型認知症に対しては、あまり感度のよい検査でないと考えられるでしょう。なおＭＣＩの診断においても明確な基準がないとされています。

そして、このような検査はあくまでも簡易的な検査なので、これだけでは認知症の診断はできないということに注意してください。また、認知症でなくても、当日の体調や精神状態によって、点数が高く出たり低く出たりする可能性もあります。

そのため、簡易検査で問題がないと結果が出たとしても、本人やその家族、友人などの身近な人が気になるところがあれば、病院で診察を受けることが大切です。

また、本書6ページには「認知症リスクチェックリスト」を設けています。こちらも認知症の診断には使用できませんが、認知症のリスクが高い状態か否かの判断材料のひとつにしていただければと思います。

認知症とうつ病の違い

原因に違いのある「認知症」と「うつ病」

高齢の家族に「もの忘れが増えた」「一日中ぼーっとしている」「今までできていたことができなくなった」といった変化が見られたとき、認知症を疑う人は多いと思いますが、このような変化は「うつ病」が原因の可能性もあります。

認知症とうつ病は症状が似ており、主な違いは〝原因〟にあります。

認知症は脳、特に神経細胞に問題が起こることで発症し、記憶力や気力が低下します。一方、うつ病は、気分の障害としての抑うつ状態が続くことで、日常生活に支障が出たり、無気力になったりするのです。

なお、症状についても、似ているとはいえもちろん違いがあります。

たとえば、「物事を覚えられない」という症状が出た場合、認知症は、覚えられな

認知症とうつ病の症状の例

	認知症	うつ病
もの忘れの自覚	少ない	あり
わからない質問への対応	取り繕う 作話をする	「わからない」と答える
時間や場所、人の判断	異常ありの場合が多い	異常なしの場合が多い
言語障害	意図した単語を適切に使用できない	受け答えが遅延する
脳画像所見	異常あり	異常なし

多少違いはあるものの基本的な症状は似ているため
認知症かうつ病かを見極めるのはむずかしい

くなったこと自体に自覚がなく、指摘されると取り繕うことがあります。一方、うつ病は、覚えられなくなったことに自覚があり、自責の念が強くなります。

医療機関で見極めを

原因が違うため治療法や対処方法も異なり、正しい治療をするには、認知症かうつ病かの見極めがとても重要です。そして、認知症とうつ病は合併することも珍しくないため厄介です。

この区別は簡単ではないため、適切な対処をするためにも、気になる症状が見られるようになった際は、早めに医療機関を受診するようにしましょう。

会話の違和感は難聴も疑う

話が通じない原因は認知症とは限らない

加齢による聴力の衰えは40代から始まり、一般的に高音域から聞こえにくくなります。60代になると、高音域だけでなくより低い音域も聞こえにくくなり、聴力が低下したことを感じる人が増えます。**75歳以上になると、約7割の人が難聴に悩んでいる**といわれています。

高齢の家族との会話で「同じことを何度も聞いてくる」「何を話しても通じない」「すぐに怒る」「以前はおしゃべりだったのに、今は無口になった」など、うまくコミュニケーションがとれなくなってきた場合、真っ先に認知症を疑う人もいるでしょう。しかし、このような場合、認知症を疑うと同時に、聴力の低下も疑う必要があります。実は、難聴を認知症と誤認されているケースが多いのです。

会話の違和感の原因を認知症と決めつけてしまうと、その原因が難聴だった場合、難聴に対する適切な対処をとることができません。その間に、知らず知らずのうちに難聴の症状を進行させてしまうことになります。

認知症との誤認は孤立の原因になる

難聴を認知症だと誤認すると、常に大きな声で話す、どうせ会話にならないと決めつけて話をしっかり聞こうとしないというパターンに陥りがちです。難聴になった高齢者本人も、「何度も聞き返すのは悪いから、聞こえているふりをしてやり過ごす」「プライドがあるので、聞こえないと申告できない」という人が少なくありません。

このようなことを何度も繰り返していくうちに、コミュニケーション自体が億劫になり、人との関わりをもたなくなってしまいます。**難聴と認知症を誤認することが、社会的孤立の原因をつくってしまう**ということです。

難聴（90ページ参照）も社会的孤立（96ページ参照）も、認知症の要因のひとつ。難聴と認知症を誤認することで、もともと認知機能に問題がなかった人でも認知症になるリスクを高めてしまうおそれがあるといえるでしょう。

思い出の土地に連れて行く

自分の家族が認知症になったら

2025年には、65歳以上の高齢者の5人に1人が認知症患者になるといわれています。自分の家族が認知症になっても不思議ではありません。

そのときが来たら、慌てず、上手につき合っていくためにも、家族ができる認知症の進行予防法を知り、心がまえをしておくことが大切です。

思い出の土地に連れて行き認知症の進行を防ぐ

家族ができる進行予防のひとつとして「本人を思い出の土地に連れて行く」という方法があります。

これは、回想法を用いたものです。回想法とは、懐かしい写真や音楽、昔使っていた馴染み深いものなどを見たり、触れたりしながら、昔の経験や思い出を語り合う心理療法です。

認知症の人は、新しい記憶を保つことはむずかしいですが、昔の記憶は保持されていることが多いため、認知症へのアプローチとして注目されています。

思い出の土地に連れて行くということは、昔の記憶を思い出しやすい環境を整えることになります。そうすると、本人が、昔の思い出話をしてくれるかもしれません。話をすることは、脳を活性化させるので、認知症進行の予防になります。

また、過去の自分を思い出すことで、自分の存在意義の再認識ができます。そうすると、認知症になったことで失った本人の自信の回復にもつながり、うつ症状の改善・予防にもなります。

国立長寿医療センターの研究によると、回想法を行っている高齢者は、脳の血流が増えることがわかりました。また、回想法を続けていくと、認知症の認知機能の障害である中核症状が改善したという研究もあります。

認知症進行の予防のためにも、本人の記憶に寄り添うことは大切なことなのです。

社会的孤立を防ぐ

外出する機会をつくろう

高齢になると、外出する目的を失うことや、体力の低下などが原因で、家に閉じこもる可能性が高くなります。外出をしないでいると、社会とのつながりがなくなり、脳への刺激が減ります。その結果、認知機能が低下し、認知症のリスクが高まってしまいます。

人は、いったん家に閉じこもりがちになると、外出のハードルが高くなり、外出する意欲がそがれた状態に陥りやすいです。また、昨今は新型コロナウイルスの影響で、より一層外出を控え、人とのつき合いが減った人もいます。

そのため、家族やまわりの人は、感染予防に努めながらも、より一層意識して、高齢の家族が地域住民や友人などとかかわる機会をつくり、高齢の家族の社会的孤立を

新型コロナウイルスによる外出への影響

	旅行や買い物などで外出することが減った	友人・知人や近所のつき合いが減った	別居している家族と会う機会が減った	医療を受ける回数が減った（通院回数など）	仕事をする日数や時間数が減った	ボランティア活動をする日数や時間が減った
令和２年	68.0%	55.3%	47.3%	13.9%	10.8%	6.3%
令和３年	65.7%	49.2%	39.0%	8.7%	8.4%	7.7%

※調査対象は60歳以上の男女
※複数回答可

出所：内閣府「令和３年度 高齢者の日常生活・地域社会への参加に関する調査結果」より編集部作成

新型コロナウイルスの影響で外出の機会が減った人も多い
➡買い物や習い事など外出のきっかけをつくって意識的に人とのかかわりをつくるようにする

防ぐようにしたいものです。

買い物や散歩、習い事、地域が行っている活動への参加など、何でもいいので、まずは**定期的に外出するきっかけをつくることが大切**です。定期化することで、本人の外出のハードルも低くなり、外出の意欲が高まるかもしれません。また、外出は認知症予防のよい運動にもなります。

コロナウイルスの感染を恐れたり、身体的に外出がむずかしかったりする場合は、家のなかで家族とおしゃべりをしたり、手紙や電話、インターネットを利用してコミュニケーションをとったりするのもひとつの手段となります。

運動後の「回復」を意識する

無理な運動は回復を妨げる

筋力の強化によるケガの予防、ストレスの発散などさまざまな効果があり、運動がとても重要だということは広く知られているでしょう。そして、高齢者の運動は、認知症の予防にもなります。

一方、運動そのものに気をとられ、運動後の回復は見落とされがちです。

高齢者は、若年者に比べて運動器の回復に時間がかかります。つまり、高齢者においては、運動後は水分補給をし、整理体操をゆっくり行ったのち安静状態にし、**全身をゆっくりと休ませることがより一層重要**になります。

さらに、運動内容にも注意が必要です。自分の体の状態をかえりみず、無理をしてしまうケースがあります。たとえば、膝が痛くても、長時間歩き続けるなど、痛みを感じる部分を無理に動かしてしまうことです。このように体を痛めつけるような運動をすると、体の回復にも時間がかかってしまいます。

運動後の食事はたんぱく質に注目しよう

運動後は、運動によって傷ついた筋肉を修復するために、食事をしっかりとりましょう。運動をした後の体はエネルギーや栄養素を大量に消費している状態なので、栄養を摂取することが大切となります。

特に**たんぱく質を摂取することが重要**です。たんぱく質はアミノ酸に分解されて、筋肉をつくる働きをします。たんぱく質は、肉や魚、大豆製品、卵、乳製品に豊富に含まれています。たんぱく質を豊富に含む食材（124ページ参照）を意識しながら、バランスのよい食事を心がけましょう。

運動は習慣化することが大切です。高齢の家族でも、週に1～3回無理なく運動できるように、家族は運動の内容や運動後の回復も意識しておきましょう。

食事の栄養バランスを整える

栄養素を意識してアミロイドβの蓄積を抑える

高齢になると、新陳代謝の速度が遅くなり、内臓機能も低下します。歯の衰えや噛む力も弱まり、食べやすい食品と食べにくい食品ができます。認知症を発症している場合は、嗜好の変化が現れることもあるでしょう。

このようなことから、高齢者のとる食事の量は少しずつ減り、摂取すべきエネルギー量が足りなくなり、栄養が偏りやすくなります。

運動や深い睡眠と同様、**栄養バランスのとれた食事も認知症予防に大きな効果が期待できる**といわれています。

そのため、日々の食事の栄養バランスを整えることが大切です。

たんぱく質、脂質、炭水化物、ビタミン、ミネラルの栄養バランスのよい食事をすることは、認知症の予防に効果的な抗酸化物質、オメガ3脂肪酸、食物繊維などをとることになります。これらの栄養素は、認知症の原因のひとつと考えられている脳内のアミロイドβの蓄積を抑制することが期待されています。

認知症予防の効果が見込まれている栄養素を含む代表的な食品は、青魚、大豆製品、オリーブオイル、野菜、果物などです。これらを積極的に食事に取り入れるとよいでしょう。

そして、栄養バランスのとれた食事は、脳の神経に必要な栄養をとることになり、認知症のリスクとなる生活習慣病の予防にもつながっています。

一方で、**摂取カロリーと塩分の過剰摂取にも要注意**です。これらは、認知症のリスクを高める肥満や高血圧、脳出血や脳梗塞を引き起こしかねません。

また、アメリカの大学のマウスを用いた実験結果によって、高塩分食が直接、脳の神経細胞を壊してしまうことで、認知機能の低下をもたらすことが発見されています。

楽しく会話をする

会話は脳を刺激する

日常生活で自然に行われる会話は、認知症予防につながると考えられています。会話は脳をフル回転させる作業といえるためです。

伝えたいことを言葉にしたり聞いた言葉を理解したりするには、大脳皮質側頭葉が働きます。また、話すことに感情をこめたり相手の感情を読み取ったりするためには、内側前頭前野、眼窩回《がんかかい》など、いわゆる「社会脳」と呼ばれる部位が働きます。そして、口や舌を動かすときや、人の話を聞くとき、記憶を呼び起こすときにも脳を使います。

脳が刺激され、働きが活発になると、脳に酸素や栄養を運ぶ血液の流れがよくなります。それは脳の老化を防ぐことになり、認知症予防へとつながるでしょう。

楽しい会話を心がける

会話がはずむと、自然と笑顔になるものです。笑うときにはたくさん息を吸うため、呼吸がよくなります。腹筋や胸筋も刺激されます。また、笑いは体の余分な緊張をとることにもつながり、ストレス解消になります。

笑顔でいると「場」の空気がよくなって、より楽しい雰囲気でおしゃべりでき、脳が喜びます。楽しい会話は、認知症予防にとっていいこと尽くめなのです。

また、人との会話そのものがストレス解消にもなっています。心にある悩みや不安を人に打ち明けることでストレスをため込まず、考えていたことが整理され、うつ病の予防につながると考えられます。

家族との会話から始めよう

認知症予防のためには、会話を習慣化することが大切です。そして、それができるいちばん身近な存在、それが家族なのです。

新型コロナ感染予防や何らかの理由で外出ができない人でも、家族との会話であれば可能であるという場合は多いと思います。慣れない人と話すことも認知症予防として効果的（104ページ参照）ですが、まずは、家族間でコミュニケーションをとることも大切です。日ごろから、家族とのコミュニケーションを怠らず、家族は本人の気持ちを理解し、気持ちに寄り添うことを心がけましょう。

会話を習慣化させるには、会話を楽しいと感じてもらうことが重要です。そのためには、まずは会話の相手である家族がイライラしたりうんざりしたりしないようにしましょう。会話中に「自分に向けられた嫌悪感」を感じとったら、その相手との会話は楽しいものではなくなってしまいますよね。認知症を発症していたとしてもそれは同じで、嫌悪感に気づいたとき、会話が楽しくなくなり、人とのかかわりを避けるようになってしまいます。

認知症が進むと会話が2倍以上の速度で聞こえるようになるといわれているので、句点（、）や読点（。）を意識して、短く簡単な言葉で話しかけるようにすると、「話が通じない」と感じる場面も少なくなるかもしれません。

また、**直接会話ができない場合は、電話やインターネットを活用するとよいでしょ**

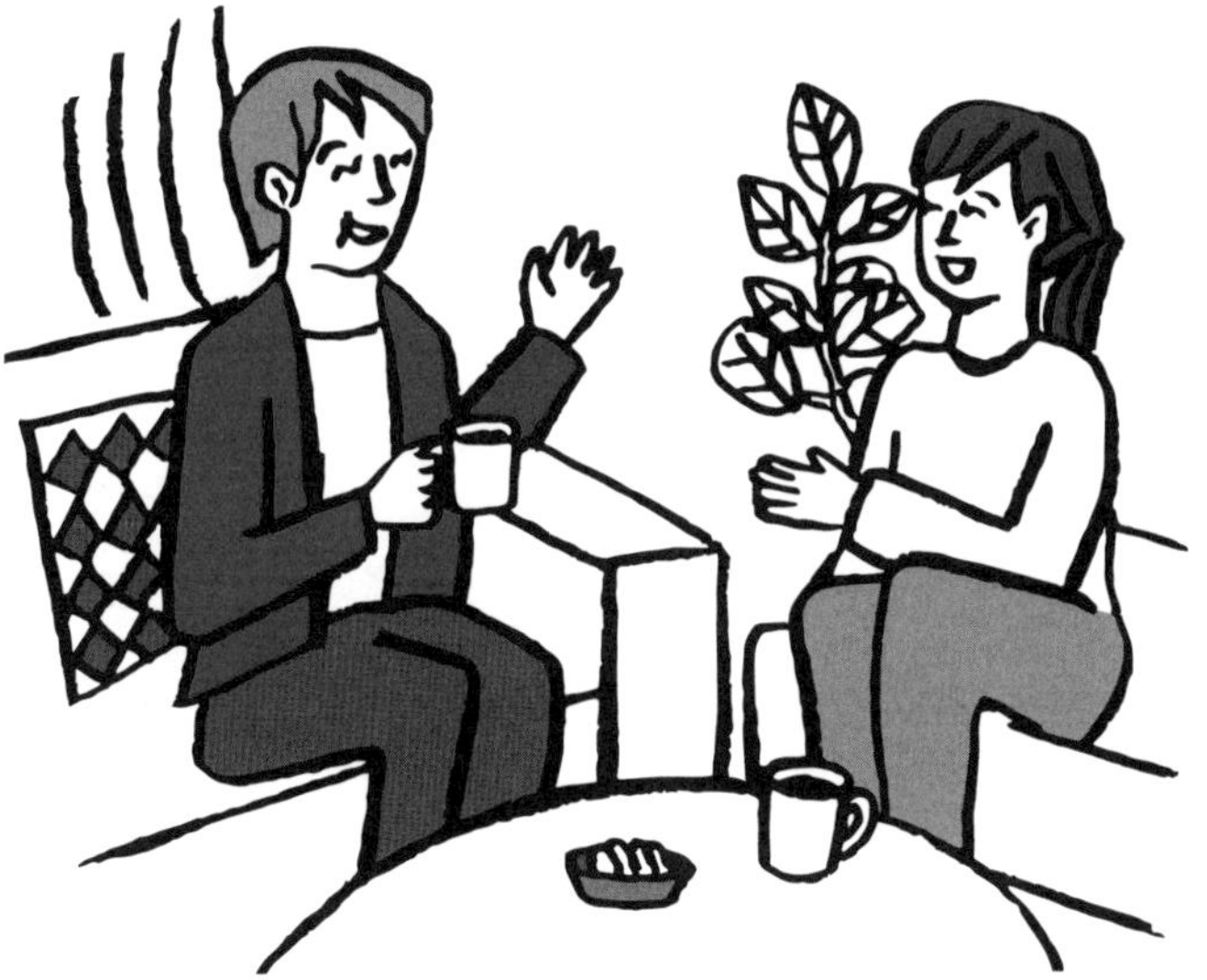

う。特にインターネットは、リアルタイムで相手の顔を見て話すことができます。対面に近い形で会話することができるということです。

しかし、インターネットはむずかしいと感じている高齢者がいるのも事実です。その場合、手紙を書くのもおすすめです。

手紙を書く際は、相手への気遣い、伝えたい内容をまとめるなど、高度に頭を使います。脳に刺激を与える行為は、認知症予防に効果的といえます。まだ携帯電話がない時代は「手紙を書く」という行為は当たり前のことだったはずです。高齢者にとっては馴染み深く、かつての文通の経験を活かせるいい機会になるかもしれません。

家族のなかで役割を与える

役割を与えることが認知症予防になる

加齢とともに運動機能や認知機能などの心身の活力が低下し、健康障害を起こしやすくなった状態を「フレイル（虚弱）」といいます。人は、身体的・心理的・社会的の3つのフレイルが相互に作用して弱っていくもので、認知症もその例に漏れません。

たとえば、腰を悪くし、外出できなくなる。結果、社会との接点が減る。さらに、外出できなくなったと自己嫌悪に陥り、余計に動かなくなり、認知機能や筋力が低下する。このような悪循環で認知症が進んでいくということです。

しかし、フレイルは予防できます。

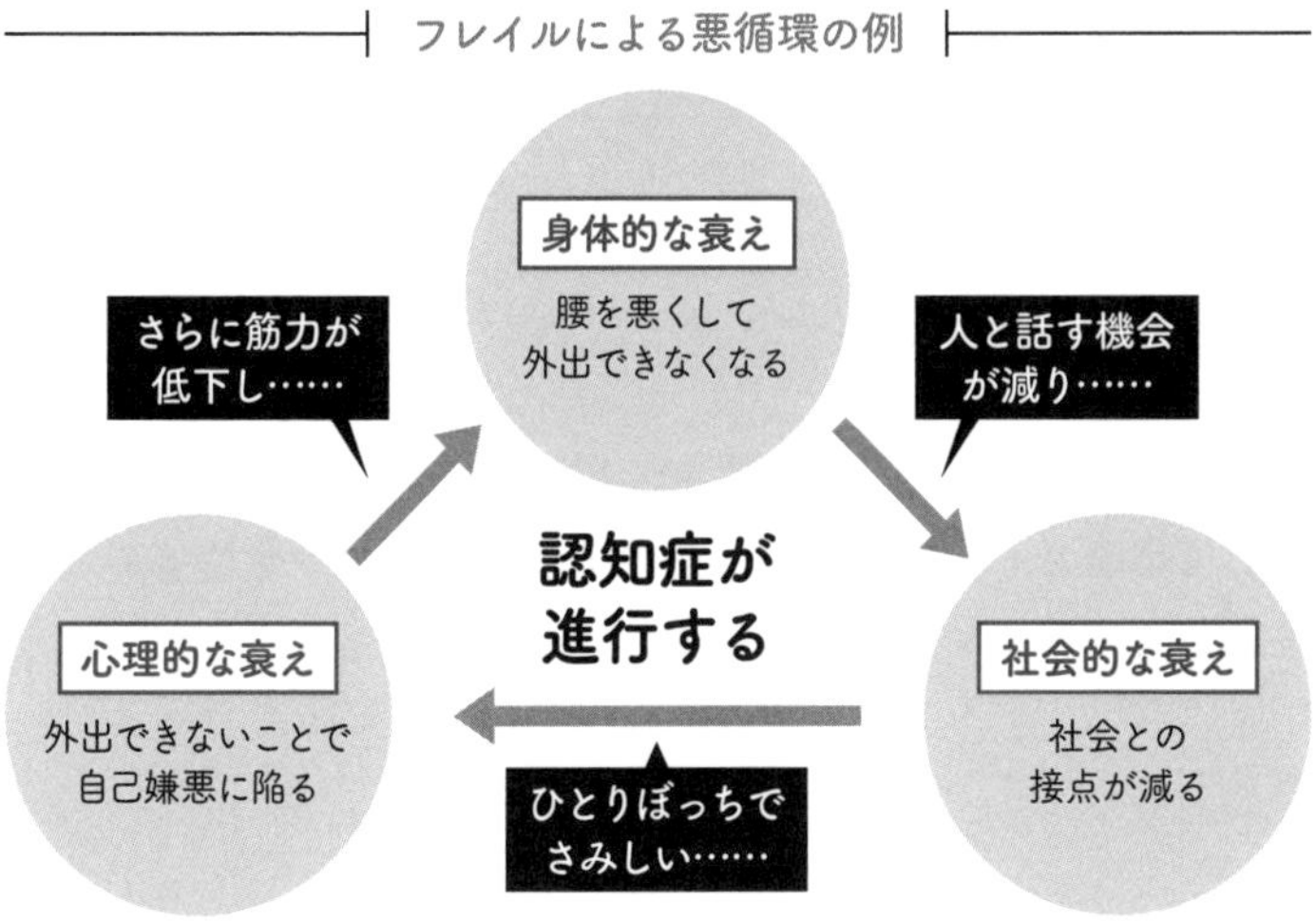
フレイルによる悪循環の例
身体的な衰え
腰を悪くして
外出できなくなる
人と話す機会
が減り……
社会的な衰え
社会との
接点が減る
ひとりぼっちで
さみしい……
心理的な衰え
外出できないことで
自己嫌悪に陥る
さらに筋力が
低下し……
認知症が
進行する

身体的なフレイルは、医療やリハビリテーションで予防ができ、心理的・社会的フレイルは、家族の協力で予防できます。**家族ができる予防策のひとつが、役割を与えることです。**

日常のなかには、さまざまな役割があります。たとえば、孫の世話をする、洗濯をする、家族の相談相手になるなども、一種の役割です。高齢者が今まで自分でしていた料理を、足腰が弱くなってきたからと家族が代わりにしてあげる。これはよくあることですが、その結果、脳を使う機会が減り、認知機能が低下していく可能性もあります。できないと決めつけてしまうことは、認知症の進行を促す可能性があります。役割を与え「生きがい」をもたせることは、認知症のリスクを下げることにつながるのです。

Column 4

認知症基本法の成立

■認知症の増加と社会のあり方

2023年６月14日、**認知症の人が自分らしく、社会の一員として尊重される社会生活を営めるように、国や自治体の取り組みを定めた「認知症基本法」**が成立しました。

「2025年に65歳以上の高齢者の５人に１人が認知症」という認知症の人の増加を背景に成立されたものです。

■ひとりひとりが認知症の知識を身につける

認知症基本法では、認知症の人が自らの意思で日常生活・社会生活を送り、適切な保健医療・福祉サービスが提供され、家族などにも必要な支援を行うことなどを基本理念としています。これからは、**認知症になってからでも暮らしやすい環境がつくられていく**でしょう。交通機関の充実やバリアフリー化、雇用の援助、認知症を理解するための教育なども整備されていくことが予想されます。

そのため、国は、認知症施策の基本計画をつくるよう義務づけ、地方自治体については認知症支援のための施策を策定・実施することが求められます。

また、介護福祉サービス事業者だけでなく、交通機関や小売業者など日常生活に必要なサービス事業者にも、事業に支障のない範囲で、認知症の人に必要な配慮をするよう求めています。そして私たち国民にも、認知症に関する正しい知識をもつことが求められています。

5章

もしも認知症の兆候が現れたら

認知症に関する相談窓口

さまざまな相談先がある

あなたが「親や配偶者が認知症かも」と思ったとき、第一に「まずは専門機関に相談したい」と考えるでしょう。

一方で、認知症に関する相談をするのがはじめてであれば、「どこに相談すればいいの？」と戸惑ったり、「相談してもたらい回しにされてしまうのでは」と不安になったり、相談先がわからないまま困った状況を抱え込んで過ごしてしまったりする人も少なくないと思います。また、症状が軽い段階だと「まだ相談しなくても大丈夫」と判断し、家族が自宅での介護をがんばってしまうこともあるかもしれません。

本書でも述べてきたように、早期に病院で診断してもらうことが、認知機能の回復につながるケースもあります。

些細な不安でも、まずは専門家などに相談してみることが大切です。

かかりつけ医や「もの忘れ外来」を受診したり、地域包括支援センターに相談したり、対応方法はさまざまです。次のページからそれぞれ紹介していくので、本人や家族に合った方法を選びましょう。

情報の一元化も進んでいる

認知症の相談に関する不安を取り除くべく、**相談情報をしっかりとりまとめ、相談者の負担をできるだけ軽くするための取り組み**も進んでいます。

認知症総合支援事業や医療・介護の連携強化により、ワンストップ相談体制も整備されてきたので、窓口をたらい回しにされることも少なくなってきました。また、複数の専門家によって構成される認知症初期集中支援チームなどでは情報を一元化しているため、担当者が変わるたびに一から説明しなければならない、という状況も起こりづらくなっています。

相談窓口① かかりつけ医

かかりつけ医が認知症に詳しい場合もある

親や配偶者が「認知症になったかもしれない」と思ったときに相談しやすいのは「かかりつけ医」でしょう。

以前から利用している診療所などであれば、本人の普段の様子を把握しているので医師も異変に気づきやすく、本人が通院を拒否する可能性なども比較的抑えられます。また、周辺症状の改善に必要な本人の持病などについても医師が把握しているため、情報を得やすいというメリットもあるでしょう。

厚生労働省は、「認知症の人の意思が尊重され、できる限り住み慣れた地域のよい環境で自分らしく暮らしを続けることができる社会の実現」を目的に、「認知症施策推進総合戦略（新オレンジプラン）」を策定しています。このプランの施策のひとつが、かかりつけ医に対し、適切な認知症治療の知識や技術を教え、認知症の症状や兆候が見られる本人と、その家族を支える知識と方法を取得するための研修を実施する「かかりつけ医認知症対応力向上研修」です。

かかりつけ医がこの研修を受けていれば、認知症に対する一定の理解があると考えてよいでしょう。

また、かかりつけ医が認知症の専門でなくても、そこから認知症の専門医につないでもらうことを期待できます。

歯科医師、薬剤師にも相談できる

「かかりつけ医認知症対応力向上研修」とは別に、歯科医師と（調剤薬局などに勤務する）薬剤師を対象にした「認知症対応力向上研修」も行われています。**普段通っている歯科医院や薬局の薬剤師も認知症相談の窓口になりうる可能性があるので**、話しやすい担当者がいれば、その人に相談してみるのも有効です。

相談窓口② 認知症サポート医

専門性の高い医師に相談する

認知症に関する地域の医療や介護との連携に力を尽くす「認知症サポート医」という医師がいるのをご存じでしょうか。

認知症サポート医は、医療機関と地域包括支援センターなどがスムーズに連携するための推進を行う、高い専門性をもつ医師です。認知症の人の診察に精通していて、かかりつけ医に対して認知症に関するアドバイスや研修を行ったり、地域の連携型認知症疾患医療センターなどに勤務しながら認知症診断を行ったりしています。

認知症サポート医の活動は、かかりつけ医へのアドバイス・相談、地域の各機関との連携が主ですが、認知症患者を直接診療することもあります。自身が勤務している病院や診療所で通常の診察を行うほか、認知症初期集中支援チームの一員として、困

認知症サポート医の立ち位置

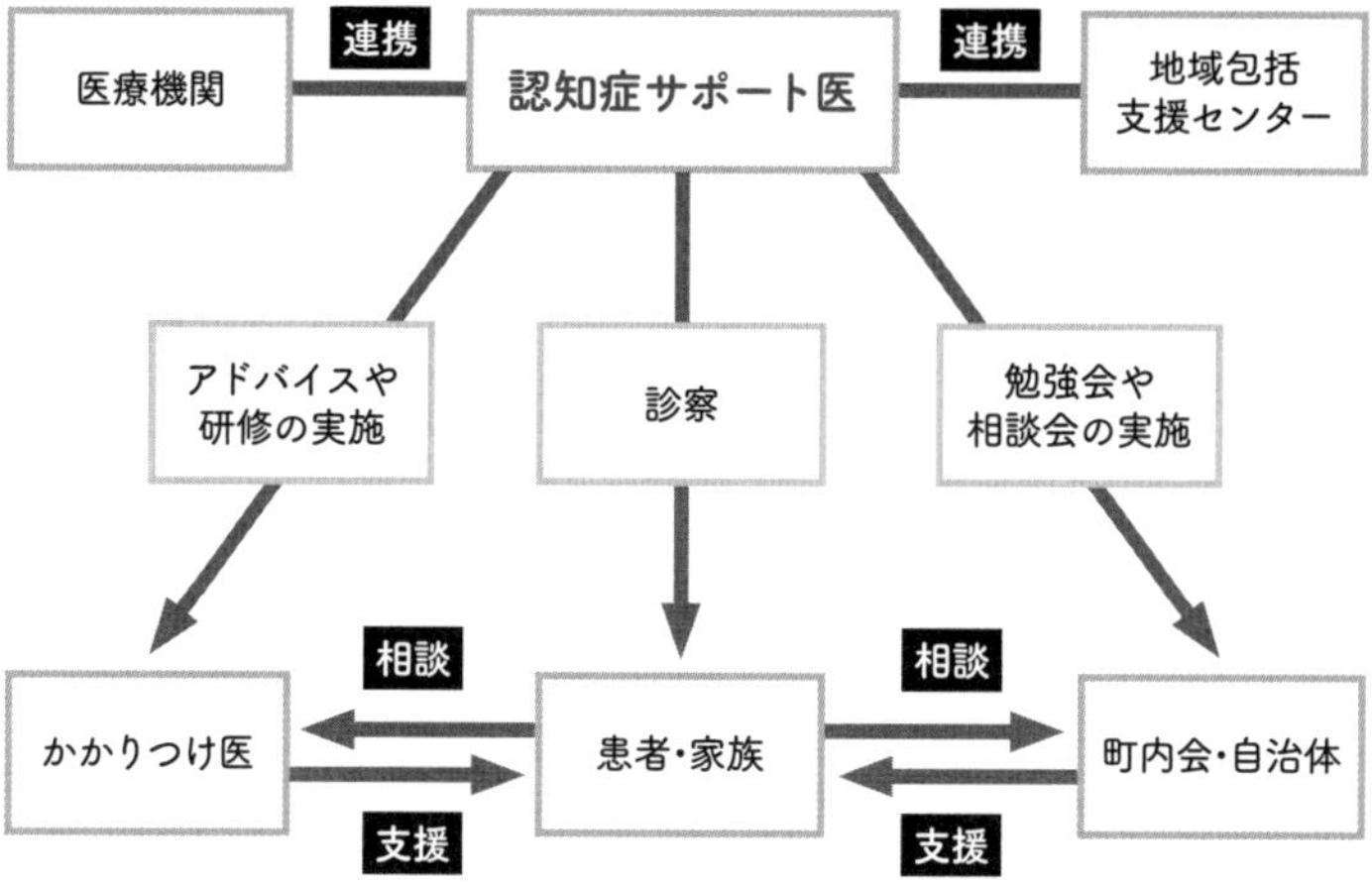

難な事例や訪問事例を受けもつこともあります。そのため、認知症サポート医に相談したい場合は、一度かかりつけ医に話して、紹介を受けるというかたちがよいでしょう。

また、認知症サポート医が町内会や自治体などで「認知症の勉強会」を開催したり、地域住民が手掛ける「認知症カフェ」などに参加して家族からの相談に乗っていたりもするので、認知症について不安を覚えたらこうした講座や相談会に足を運んでみるのもひとつの手段といえます。

自治体の広報誌などに講座や相談会の情報が記載されていると思うので、チェックしてみましょう。

相談窓口③ 認知症疾患医療センター

都道府県によって指定された医療機関

「家族が認知症になったことをまわりの人に知られたくない」という人もいます。かかりつけ医などの身近な存在に相談することに対してハードルの高さを感じるときには、認知症疾患医療センターに連絡してみましょう。

認知症疾患医療センターとは、認知症にかかる相談や診療、情報提供の拠点として設けられている医療機関です。認知症治療に関する一定の要件を満たす医療機関に対して、都道府県や指定都市によって指定されています。2020年2月末時点で全国に477カ所設けられており、一定規模の病院に通院するというエリア（二次医療圏域といいます）で少なくとも1センター以上の設置が目指されています。

認知症疾患医療センターには、入院体制などが整った大病院が運営する「基幹型」、一般の精神科病院などが運営する「地域型」、身近な診療所やクリニックが運営する「連携型」があります。身近にあるセンターの連絡先は、都道府県のホームページ上で認知症施策に関するページから調べてみましょう。

電話での相談もできる

いずれのセンターも電話による相談を受けつけているので、まずは電話で状況を伝えて、外来による相談や診療を受けるとよいでしょう。また、通院がむずかしい場合は、認知症初期集中支援チームによる訪問などにつなげてもらうこともできます。

センターには、認知症の専門医（通常は日本認知症学会の専門医か、日本老年精神医学会の専門医のことを指しますが、例外もあります）や精神保健福祉士または社会福祉士、臨床心理技術者などが専任スタッフとして常駐しています。また、正確な診断を行うための設備も整っているので、安心して治療を受けられます。

なお、基幹型のセンターには、診療に際して紹介状がないと一定の料金が発生するところもあるので、電話などで事前に確認しておくとよいでしょう。

相談窓口④ もの忘れ外来

もの忘れか認知症かを診断してもらう

病院にはさまざまな専門外来があるように、「もの忘れ外来」というものもあります。

もの忘れ外来では、「老化に伴うもの忘れ」と「認知症」を鑑別して、認知症の早期発見を行います。精神科、脳神経内科、老年科など、もの忘れや認知症の専門医による「認知症かどうか」「ほかの病気ではないか」の診断を受けることができる外来です。認知症疾患医療センターが通いにくい場所にあるといった場合でも、もの忘れ外来は身近な病院にもあるかもしれません。

問診のほか、画像検査や血液検査、脳波検査などさまざまな検査があり、場合に

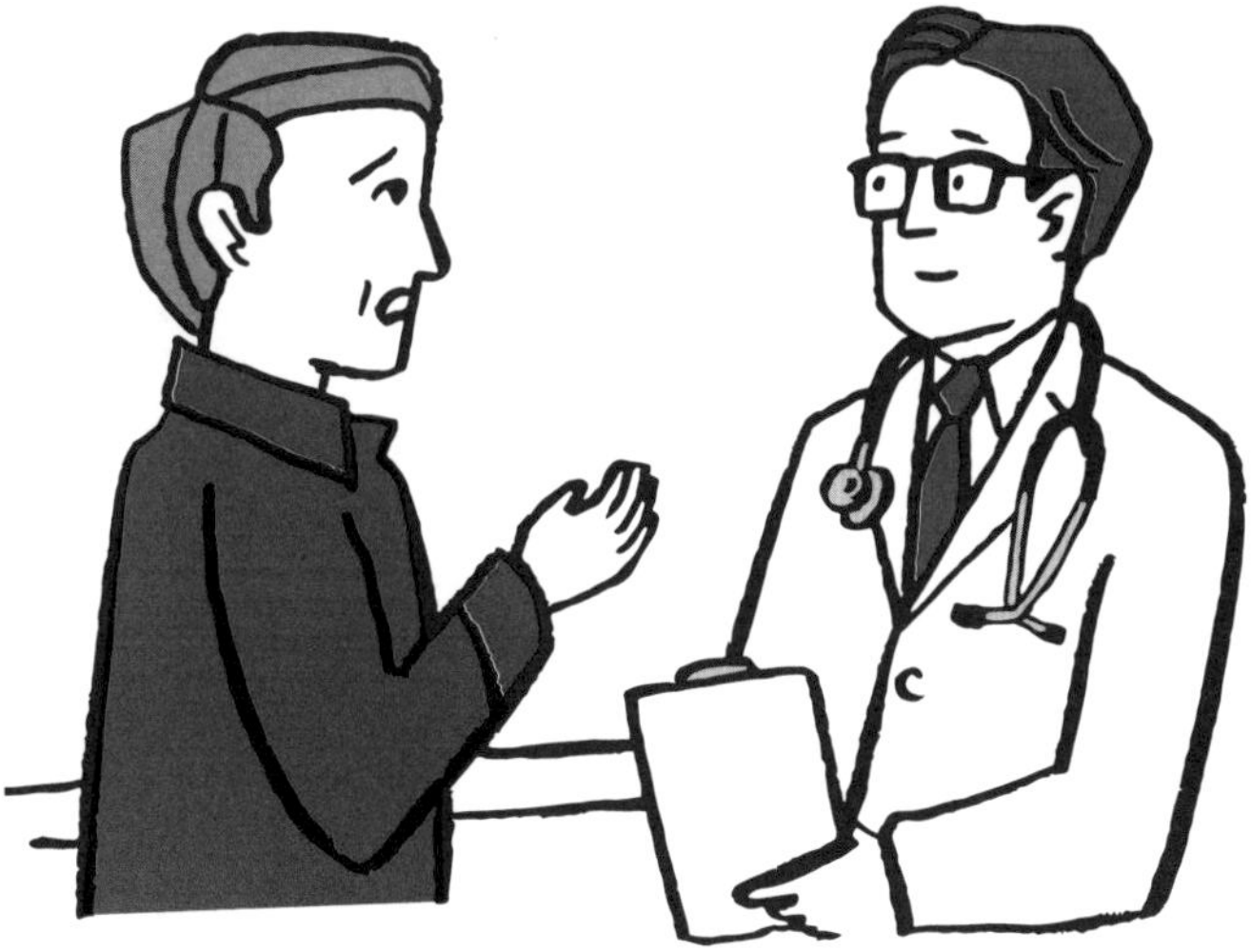

よっては数回の受診が必要な病院もあります。何度か通うことを前提に考え、通いやすい病院などで受診するとよいでしょう。まずは、かかりつけ医や地域包括支援センターに相談してみるのがおすすめです。

なお、本人の普段の様子を医師に伝えるため、もの忘れ外来への初診は本人の日常生活をよく知る人（家族や友人など）のつき添いが必要になります。

もの忘れ外来で認知症、もしくはその疑いがあると診断された場合、今後の対応について医師から説明を受けます。早期発見できれば、治療や、症状の進行を遅らせることができる可能性が出てくるでしょう。

相談窓口⑤ 地域包括支援センター

介護相談以外でも対応してもらえる

「認知症かどうかもわからないし、いきなり病院に相談に行くのはちょっと……」と感じる人もいるでしょう。そうした場合には、住んでいる地域の「地域包括支援センター」に足を運んでみてください。

地域包括支援センターは、2006年の介護保険制度の見直しに際して設置された機関で、おおむね全国の中学校区にひとつ配置されています。原則として、保健師（もしくは看護師）、ケアマネジャーの上位資格にあたる主任ケアマネジャー、社会福祉士の3者が配置されており、介護相談だけではなく、高齢者の抱えている困りごと全般に対応してもらえます。

地域包括支援センターの機能

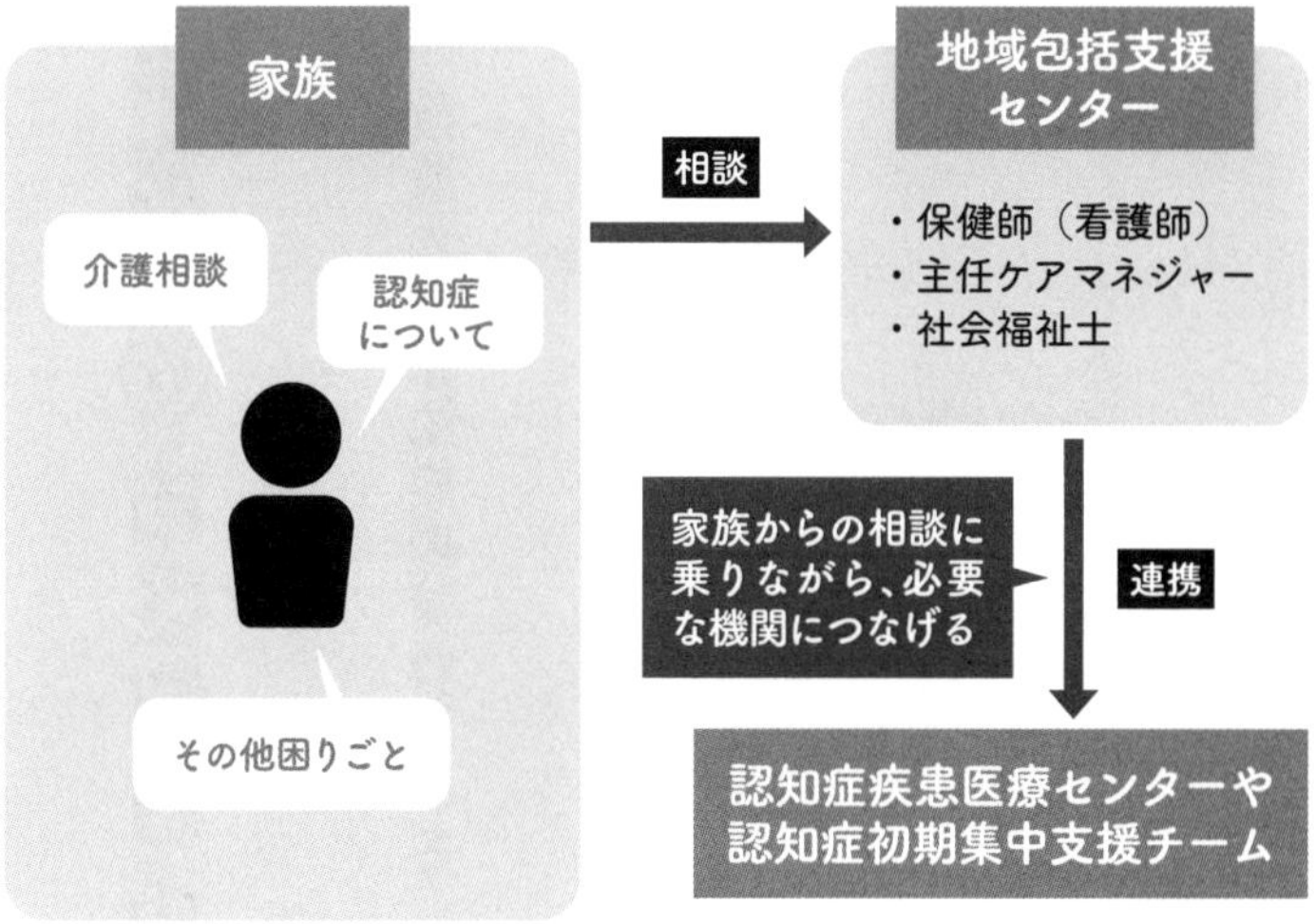

担当者は、住民の各種相談を幅広く受けつけて制度を横断した支援を実施しているので、複数の問題が混在している場合でも、相談に乗りながら必要な機関につなげてくれます。とりわけ認知症に関しては、認知症疾患医療センターや認知症初期集中支援チームにつなげてくれる窓口の役割もになっているのです。

最寄りの地域包括支援センターについては、自治体のホームページや広報誌で確認できます。土日や夜間でも窓口を開設しているところもあるので、まずは電話で相談してみるとよいでしょう。

相談窓口⑥ 市区町村の役所・役場

役所にも認知症のプロがいる

2018年4月から、全国の市区町村で「認知症総合支援事業」がスタートしました。認知症が疑われる人および認知症の人、その家族の意思が尊重され、できる限り住み慣れた地域で自分らしく暮らし続けられる社会の実現を目的とした事業です。

この事業はさらにいくつかの事業に分かれており、そのひとつに「認知症地域支援・ケア向上事業」があります。ここで全市区町村には「認知症地域支援推進員」の配置が義務づけられました。市役所や町役場といった市区町村の施設にも、認知症の専門家がいるのです。

認知症地域支援推進員は、認知症の専門的知識や経験を有する医師、保健師、看護

認知症総合支援事業の内容

実施主体　都道府県、政令指定都市、市町村

事業内容　認知症の人やその家族が自分らしく暮らせる社会をつくる

①認知症早期の段階からの適切な診断と対応

- 早期に認知症を鑑別する
- 速やかに適切な医療・介護などを受けられる初期の対応体制を構築する

②地域における医療・介護等の連携の推進

- 必要な医療・介護及び生活支援を行うサービス期間が有機的に連携したネットワークを形成する
- 効果的な支援体制を構築する
- 認知症ケアの向上をはかるための取組を推進する

師、作業療法士、歯科衛生士、精神保健福祉士、社会福祉士、介護福祉士です。また、認知症支援の専門的知識や経験を有すると自治体が認めた者も推進員になれます。そうした〝認知症相談のプロ〟は、市区町村本庁や地域包括支援センター、認知症疾患医療センターなどに配置されているので、まずは市区町村の役所・役場の介護保険課や高齢支援課のあるフロアを訪れてみるとよいでしょう。担当者につないでもらえます。

最近は認知症になった場合の支援機関一覧などをパンフレットにまとめて役所の窓口で配布していることもあるので、まずは窓口を覗いてみてもよいかもしれません。

相談前の準備を整えよう

2つの項目に分けて整理する

ここまで、認知症に関するさまざまな相談窓口を紹介してきましたが、共通していえる大切なことがあります。それは、**電話をかけたり窓口に行ったりする前に、まずは相談事項をまとめておく**ということです。

相談内容を頭のなかで考えていても、いざその場になると混乱したり緊張したりしてうまく相談できないというケースもあります。相談内容をまとめておけば、スムーズに伝えやすいでしょう。また、事前に本人の状況を整理しておくことで、支援を行う側も支援に必要な課題を把握しやすくなります。

相談前に整理しておきたい情報は大きく分けて2つ。本人の認知症に関する症状

相談前の確認事項チェックリスト

- ☑ 本人の気になる言動・行動がいつから始まったか把握していますか？
- ☑ それは具体的にどのような症状か説明できますか？
- ☑ 本人の持病や病歴、治療中の病気、服用中の薬を把握していますか？
- ☑ “ありのまま”を相談できる状態ですか？

本人の認知症に関する症状と通院歴や服薬状況を整理しておこう

事前に整理するメリット

- ・相談内容をスムーズに伝えられる
- ・支援者が支援に必要な課題を把握しやすい

と、本人の通院歴や現在の服薬状況です。

本人の気になる言動が「いつから」「どのような症状が見られるようになったのか」を具体的に記します。相談者が違和感を覚えた言葉などを記憶していれば、それをそのまま伝えます。日記をつけている場合は、本人の言動に関する部分を抜き出して見せてもよいでしょう。できるだけ〝ありのまま〟を伝えることで、支援を受けやすくなります。

また、本人の持病や過去の通院・入院歴、治療中の病気、飲んでいる薬もまとめましょう。どのような状況が周辺症状の悪化に影響を与えているかを判断する際に、本人の病歴や服薬状況は非常に重要な情報となります。

民間の相談機関も活用しよう

些細なことでも話ができる機関

認知症の専門家に相談をしていても、日々の生活で新たな課題が生まれ、悩むこともあるでしょう。悩みや不安を感じるたびに医師や支援を受けている機関の担当者に相談するのも気が引けてしまう――そう思ったときに活用してほしいのが、民間の相談機関です。

代表的なのは「認知症の人と家族の会」や「認知症予防財団」でしょう。この2つはともに公益法人に認定されており、20年以上続く歴史ある機関です。全国どこからでも無料でかけられる電話相談を運営しています。「認知症の人と家族の会」では研修を受けた介護経験者、「認知症予防財団」では医療や介護の専門職の人が、電話で

民間の認知症電話相談機関

公益社団法人 認知症の人と家族の会
・認知症介護の経験者が対応
・電話番号:0120－294－456(フリーダイヤル)
携帯電話・PHSの場合は050－5358－6578(通話有料)
・受付時間:午前10時～午後3時(祝日を除く月～金)

公益財団法人 認知症予防財団
・看護師や公認心理師、社会福祉士などの資格をもった相談員が対応(後援:厚生労働省)
・電話番号:0120－65－4874(フリーダイヤル)
・受付時間:月・木午前10時～午後3時(月曜が祝日の場合は原則、翌火曜)

**専門家には相談しにくい不安や悩みも
1人で抱え込まずに連絡してみよう**

受け応えをしてくれます。

1人で悩まず相談を

認知症介護にかかるお金の話や、思いもよらぬ本人の言動にどう対応するかなど、身近な人には話しづらいことでも相談できます。また、認知症の本人をサポートしたいという気持ちがあっても、ついストレスが溜まって愚痴をいいたくなったり、とにかく誰かに話を聞いてほしい気分になったりすることもあるでしょう。そうした「専門家にはなかなかいいにくいこと」でも民間の相談機関なら受け止めてくれるので、気になることがあったら連絡してみてください。

おわりに

私の母はもともと橋本病や心房細動があり、最後は心臓弁膜症を悪化させて80代で亡くなりましたが、私の見るところ、晩年は認知の問題も出ていたと思います。一緒に暮らしていたわけではないので詳細はわかりませんが、夜間変な夢を見たといって大声を出したり、私がある離れ小島に転勤することになり、何年も帰ってこないのではないかと心配したりなど、幻覚や妄想を疑う症状をきたすようになっていました。

母の症状に気づいた私は、父に母を認知症の専門病院に一度かからせるようにいったのですが、「お母さんが認知症かもしれないなんて、お前はなんてことをいうんだ。そんなわけがないだろう」と激怒して取り合おうとしませんでした。そのうち父のほうが心筋梗塞で倒れ入院したのですが、なぜか母が先に亡くなってしまいました。母の死を告げたときの、あの寂しさのなかにも、私の進言を聞き入れなかったことの後悔の念の混じったような複雑な父の表情を、私は今でも忘れられません。父は薄々気づいていても、認めたくなかったのかもしれません。

父は母が亡くなって生きる気力を失ったのか、母の死後1カ月も経たないうちに、後を追うように亡くなりました。

母は記憶障害こそあまり目立ちませんでしたが、この本で説明しているように、レビー小体型認知症の初期である可能性があったのではないかと考えています。いくら父が怒ったからといって、医師である私がついていながら、母の生前に認知症専門病院の受診さえさせられなかったことに、非常な後悔と忸怩たる思いをもってきました。

この本は、その懺悔の気持ちをもちながらつくりました。私の父と似たような思いを抱いている方や、家族が認知症かもしれないと思っているけどどう行動したらいいのかわからない方、また何よりも認知症当事者の方に、少しでもこの本がお役に立てば幸いです。

最後になりましたが、この本の執筆にあたってはループスプロダクションの出口夢々さん、関根孝美さん、金丸信丈さんには大変お世話になり、ありがとうございました。またリソースや時間の面で東京国際大学に深謝いたします。そして何より、ワニブックス新書編集部デスクの大井隆義さんには、本書の企画から構成、出版まで、トータル・マネージメントしていただき、誠にありがとうございました。このあとがきをもってお礼に代えさせていただきます。

精神科医／認知症サポート医　岩瀬利郎

岩瀬利郎（いわせ・としお）
精神科医／認知症サポート医、博士（医学）。東京国際大学医療健康学部准教授／日本医療科学大学兼任教授。埼玉石心会病院精神科部長、武蔵の森病院院長、東京国際大学人間社会学部専任教授、同大学教育研究推進機構専任教授を経て現職。精神科専門医、睡眠専門医、臨床心理士・公認心理師。著書に『心理教科書 公認心理師 要点ブック＋一問一答 第２版』、『心理教科書 公認心理師 完全合格テキスト 第２版』（ともに共著、翔泳社）、『発達障害の人が見ている世界』（アスコム）など。メディア出演に、テレビ東京「主治医が見つかる診療所～寝起きの悪い人と寝起きのいい人の体は何が違うの～」、NHK BSプレミアム「偉人たちの健康診断～徳川家康 老眼知らずの秘密～」など。

認知症になる48の悪い習慣
ぼけずに楽しく長生きする方法

2023年９月30日　初版発行

著　者　　岩瀬利郎

装丁　　小口翔平＋阿部早紀子（tobufune）
イラスト　　たつみなつこ
本文デザイン・DTP　　竹崎真弓（ループスプロダクション）
編集　　出口夢々・関根孝美（ループスプロダクション）
校正　　東京出版サービスセンター
編集統括　　大井隆義（ワニブックス）

発行者　　横内正昭
編集人　　内田克弥

発行所　　株式会社ワニブックス
〒150-8482
東京都渋谷区恵比寿4-4-9 えびす大黒ビル

ワニブックスHP　https://www.wani.co.jp/
（お問い合わせはメールで受け付けております　HPより「お問い合わせ」へお進みください）※内容によりましてはお答えできない場合がございます

印刷所　　株式会社美松堂
製本所　　ナショナル製本

定価はカバーに表示してあります。
落丁本・乱丁本は小社管理部宛にお送りください。送料は小社負担にてお取替えいたします。ただし、古書店等で購入したものに関してはお取替えできません。

ISBN978-4-8470-7352-6